運動しても自己流が一番危ない

正しい「抗ロコモ」習慣のすすめ

講談社＋α《プラスアルファ》新書

はじめに――簡単な運動習慣が人生をプラスの方向に向ける

今、ロコモティブシンドローム（通称ロコモ）への関心が、日本中で高まっています。

「会社に入ってから運動らしきものはゴルフくらいかな。ロコモは気になるからなにか始めないと、とは思っていますよ」

「母は60代なので心配ですが、私はジムで鍛えているから大丈夫でしょう」

「親のように寝たきりになりたくないので、できるだけたくさん歩くようにしているんです」

ロコモ予防についての対応は、その人の健康状態や年齢、老親と同居かどうかといった環境などによっても異なってくるでしょう。

治療と運動指導を行っている私から見て、「ジムに通っています」「ウォーキングが日課です」といった健康のために運動する方が増えるのは大変望ましいことです。しかし、反面「運動したつもり」になっている方が多いことに危機感をもっています。ロコモティブシンドロームがこうして話題になり、ますます「運動したつもり」になる人が増え、ロコモ予防にマイナスな事態に陥る可能性は少なくありません。そこで、私の経験が少しでも役に立てるのではないかと考えたのです。

ロコモティブシンドロームは、日本語にすると「運動器症候群」。加齢や生活習慣が原因で足腰の機能が衰えたり、疾患によって、骨・関節・筋肉など体を支えたり動かしたりする運動器の機能が低下し、要介護や寝たきりになる危険が高い状態をいいます。国の介護予防・健康対策などの方針を受けて、日本整形外科学会が２００７年に提唱しました。

ロコモの人は、そのまま放置していると必ず介護が必要になると考えられます。簡単にいえば、ロコモは「要介護の一歩手前の状態」です。このままでは介護人口の増加によって日本の医療費がパンクしてしまうため、国が主導して対策を始めたという経緯があります。厚生労働省は、国民の健康づくり運動「健康日本21」で、２０１３年4月を皮切りにロコモの認知度を80パーセントにするという目標を掲げました。メタボの次はロコモ。それくらい国の行く末を左右する現代病のひとつなのです。

とはいえ介護などと聞くと、若い方は「私にはまだ先の話だな」と思うかもしれません。でも、街に出ると、20代や30代の若者でも、将来ロコモになってしまうと思われる人たちをよく見かけます。特徴は、ゆがんだ姿勢や体力のなさ。そう考えると、ロコモ予備軍にあたる人は、若い世代にもたくさんいると容易に想像ができます。

現に、ロコモ患者は日本で急増しています。日本のロコモ人口は、東京大学22世紀医療センターの調査（２００９年）によると予備軍も含め推定４７００万人。そして、ロコモ患者の未来の姿ともいえる要介護認定者数（要支援を含む）は２０１２年12月末の時点で５５４万人を数え、75歳以上のほぼ３人に１人は、要介護認定者です（厚生労働省、介護保険事業状況報告）。なにもしなければこの数が増えていくことは間違いなく、決して他人事ではありません。

この背景には、車、エスカレーター、通販など、社会が便利になりすぎて体を動かす機会が減ったことがあります。そのうえ、パソコンやスマートフォンなどの電子機器の普及がロコモ人口の増加を加速させています。ゆがんだ姿勢を長時間とり続けるだけでも、体はその状態を維持しようとして筋肉が固まり、動きにくくなってしまいます。これは、現代社会の落とし穴でしょう。世の中が便利になったことは、現状よりも進化することなのでよいことだと思います。しかしその反面、便利になることで運動機能が退化してしまうリスクもあるのです。

このままでは、20年後、30年後の日本は、ロコモ患者や要介護者ばかりの、元気のない社会になってしまうでしょう。自分の親を介護しなくてはいけないのに、その自分たちも足腰が不自由で介護ができず、介護サービスも思うように受けられない……。そんな暗い未来がすぐそこまで来ています。

でもそれを、今すぐ別の未来に方向転換することは可能です。そのためになにをすればいいのかというと、それは、毎日のわずかな時間で行う、シンプルな運動習慣をつけることです。

私は、アスレティックトレーナーとしてスポーツに携わってきて20年ほどになります。特に陸上競技においては、世界陸上やオリンピックなど日本を代表するチームのトレーナーとして長年帯同。世界レベルのトップアスリートである為末大《ためすえだい》さん、朝原宣治《あさはらのぶはる》さん、末續慎吾《すえつぐしんご》さんなどのコンディショニングを担当するという、貴重な経験を積めたのです。その他にも、社会人アメリカンフットボールチームやアイスホッケー、水泳などさまざまなスポーツ競技の現場を経験しています。

そして２００７年からは、ＴＫＣ鍼灸マッサージ治療院を開院し、一般の患者さんも診るようになりました。痛みや違和感を訴える患者さんには、体を細部までチェックしてから治療を施し、動きやすい状態へと導きます。さらに、その状態を維持できるように、誰でも自宅で簡単にできる運動を指導するようにしています。

一般の方とアスリートは、見た目でもわかるとおり、体格も筋力も姿勢も違います。しかし、痛みが発生するメカニズムを解明していく過程には共通点がありました。長年アスリートをサポートしてきた経験は、一般の方のロコモ対策にも役立てることができる、と考えるようになりました。患者さんには本書で紹介する運動を指導し、よい結果が出ていることも執筆を後押ししてくれました。

当院を利用する多くの患者さんのなかには、腰痛や膝の痛みなどがあり、医療機関で診察を受けているにもかかわらず、「またあの痛みが再発するのではないか」と不安を抱いている方がたくさんいます。そんな方たちに正しい情報を伝え、適切な運動指導を行いたいと思ったことも執筆に取り組む大きなモチベーションになりました。

不安を誰にも相談できず、体を使わなくなったり庇《かば》い続けたりしてロコモ予備軍になってしまう人がひとりでも減ってくれたら……この思いは、日に日に強くなっています。というのも、厚生労働省の調査によると、国内の腰痛に苦しんでいる人の数は約２８００万人、変形性膝関節症の患者数は約７００万人もおり、国民病といっても差し支えないからです。

本書では、多くの方がロコモになってしまう要因と、ロコモにならない生活習慣を身につける方法をくわしく解説しています。

みなさんに目指していただきたいのは、これまで慣れ親しんだ生活習慣や運動習慣を見直し、ロコモに対抗、つまり「抗ロコモ」することです。「抗ロコモ」習慣によって姿勢もよくなり、あらゆる生活動作がストレスなく楽になり、ハツラツとして若返る――このプラスのスパイラルを、ぜひ体感していただきたいのです。

実は私も2011年に、腰のヘルニアを発症し、日常生活が困難だったことがあります。仕事は通常どおり行っていましたが、ただじっと座っているだけでも痛みがあり、痛み止めの薬なしでは生活ができないような状況でした。

しかし、医学的処置に加え、本書に書いた抗ロコモ習慣を実行し、凝り固まった体をほぐすことで、もとの状態以上に戻すことができました。体と向き合い、効率のいい正しい動作を身につけたことで、以前よりもはるかに動きやすく、元気になっています。本書には、治療する側のトレーナーとしての経験だけでなく、私自身が体と向き合った経験から学んだことも盛り込んでいます。

体の機能的なメカニズムと体を動かすコツさえわかれば、確実に体は変わります。効率のいい体の使い方を習得すると、動きの基礎ができ、よりアクティブに動き続けられるようになります。

本書で紹介しているのは、そのような点を重視して選んだ運動です。どれも治療院に来る患者さんたちにはおなじみのものばかりです。若い世代から高齢者の方まで、さらに、トレーニングやスポーツ経験がない方でも簡単にできる運動メニューになっています。

日頃、ジムで運動しているから大丈夫、テレビで教えられたエクササイズを欠かさずやっているから大丈夫という方も多いと思います。確かになにもしないよりはいいのですが、それで安心かというとそうではありません。たいていの人が、機能的なメカニズムや動かすコツを知らずに自己流で運動にとり組んでいるので、効果がほとんどない場合や、逆に怪我を誘発してしまうことも多いのです。たとえば、ビギナーランナーで膝や股関節を痛めてしまう方などはその典型例です。

次にあげるのは、治療とトレーニングを地道に頑張った患者さんからの感想です。

「靴を履くときにいつも壁に手をついていたのに、最近は手をつかずに履けるようになりました」

「長時間立つことに不安がなくなりました」

「以前は駅の階段を上るときに手すりがないと不安で、いつも手すりの近くを歩いていましたが、今は階段の真ん中を堂々と歩いています」
「苦手だった通勤ラッシュが苦でなくなりました」
「これまでエスカレーターがあれば迷わず利用していましたが、今はできるだけ階段を利用するようしています」

これらは40～50代の方の感想ですが、以前よりも自分の体が若返ったことを実感しているようです。最初に治療院に来たときよりもずっと姿勢がよくなり、歩き方も颯爽《さっそう》として、実年齢よりも10歳、20歳若く見える方もいます。これこそ、真のアンチエイジングではないでしょうか。

単に日常生活を送っているだけでは、体はどんどん老化していき、運動機能は衰えていきます。でも、ほんの少し生活のなかに運動をとり入れてあげるだけで、体は見事に期待に応えてくれます。

日本は長寿の国ですが、体が弱ってしまったら、長い人生の後半を楽しむことができなくなってしまいます。この本をきっかけに、みなさんが抗ロコモの人生を歩み、いつまでもアクティブな生活を送れるようになれば、著者として非常に嬉しいかぎりです。

目次◉運動しても自己流が一番危ない——正しい「抗ロコモ」習慣のすすめ

第一章　〝甘やかし〟と〝つもり〟がロコモの引き金に

第二章　ロコモ診断の思いがけない落とし穴

第三章　ロコモ予備軍にならないための10のポイント

第四章　抗ロコモの鍵は「体幹」にある

第五章　運動の効果は「呼吸」「腹圧」「骨盤」で決まる

第六章　体を蘇らせる8つのトレーニング

第七章　いくつになっても体は応えてくれる！

曽我式ロコモ予備軍チェック

1～ 10 であてはまるものはあるでしょうか？　これらは、「ロコモ予備軍」かどうかを確認するチェック項目です。原因や診断は、第一章（20 ページ）と第三章（82 ページ）でくわしく説明しています。

		チェック欄
1	階段の上り下りが前よりつらくなった	□
2	坂道を一定のペースで上ることができない	□
3	30 分ほど歩き回っていると、どうしても休みたくなる	□
4	水たまりをまたがずに、横に避けて通る	□
5	椅子に座るときに、ドサッと座ることが多い	□
6	重いものを持つとき慎重になる	□
7	座っているとき、気がつくと猫背になっている	□
8	電車で降りる駅が近くても座ってしまう	□
9	つい手すりにつかまってしまう	□
10	寝ても体の疲れがとれない	□

第一章　〝甘やかし〟と〝つもり〟がロコモの引き金に

ロコモ予備軍の判定基準を知る

まず、17ページの「曽我式ロコモ予備軍チェック」をやってみましょう。

みなさんは、10項目のうちいくつあてはまりましたか？

これらはすべて「その状態を放置してしまうと、遅かれ早かれロコモになってしまう」という日常生活での行動です。10項目のうちひとつでもあてはまればロコモ予備軍の傾向があります。あてはまる数によって程度は異なります。

判断基準は、次のとおりです。

●1～3個＝軽度の予備軍。将来的にロコモになる可能性があります。まずは日常生活の見直しから始めるといいでしょう。運動習慣もとり入れるとすぐに回復し、もとの体より若返ることができます。

●4～7個＝中度の予備軍。放置していると数年でロコモに発展する危険性が高いです。できるだけ早く運動習慣をとり入れてください。

●8個以上＝重度の予備軍。すでにロコモといってもいい状態です。日常生活を改善するとともに、今日から運動に励んでみましょう。

項目はすべて、日常生活における動作をもとに作成されています。普段の生活習慣をよく思い出してチェックしてみてください。日常の生活動作や行動は、無意識に行われるものです。この無意識で行っている行動を見直すことがとても大切です。人は他人の姿勢や行動が気になっても、なかなか本人に伝えることはしません。自分では気づけない分、家族や友人に聞いてみるといいでしょう。意外な自分の行動がわかるかもしれません。

「はじめに」では、ロコモを要介護の一歩手前と説明しましたが、それを聞いて「私はまだ大丈夫」と安心していた人も、おそらくあてはまる項目があったのではないかと思います。

もしあなたが20代や30代で、これらの項目にひとつでもチェックがついてしまう場合は、年を重ねたときにより多くの項目があてはまる可能性がありますので、危機感をもつべきでしょう。

ロコモが決して他人事ではない、そしてそう先のことではないことが、少しだけおわかりいただけたでしょうか。ロコモという概念は、遠い未来の話ではなく、今から意識して対策すべき課題なのです。

ロコモ予備軍になることなく、いつまでも健康で若々しく過ごすためには、まず日常生活を見直すことが最初のステップとなります。日常には、私たちをロコモ予備軍に引きずり込む〝甘やかし〟がたくさん潜んでいるのです。

まず、その話から始めていきましょう。

バリアフリーの手すりは必要か

これは、私の治療院に来ている患者さんの話です。彼女は還暦を過ぎたご両親と一緒に住んでおり、家の建て替えを考えているところでした。

彼女は、「両親はこれからどんどん年をとって体力も衰えていくだろうから、そうなる前にバリアフリーに改装して、ほうぼうに手すりをつけなくてはいけないと思っているんです」と話してくれました。

ご両親はまだまだお元気で、足腰も丈夫。人の助けを借りることなく、自力で立ったり歩いたりすることができる状態で、海外旅行にも頻繁に出かけているそうです。でも10年後、20年後のことを考えると、今のうちにバリアフリーにしておいたほうがいいのではないか、と考えたようなのです。

バリアフリーにすれば、今の生活も一段と楽になるし、将来の備えとしても安心です。しかし、まだ元気なうちにすべてを準備することは、体を甘やかすことにつながります。

そこで、私は「ご両親が元気ではなくなって、足腰に不安が出たり、階段を上るのがきつくなったりしてきたら、そのときに手すりをつけるのがいいかもしれませんね」とお話ししました。

みなさんのご家庭でも、トイレやお風呂、階段などに手すりが設置されていることがあるかと思います。手すりがあると、それがなくても立ち上がったり上ったりできるはずなのに、つい無意識に使ってしまうものです。

若い人でも何気なく手すりを使っている人をよく見かけます。これは、足、膝、股関節で踏んばれる機能があるにもかかわらず、それをあえて使っていないということになります。使わなくなることの代償として、当然刺激の入らない筋肉はどんどん衰えていきます。つまり、高齢者でも元気に動ける人にとっては、手すりを使う必要はないのです。そう考えると、設置してあるのなら、あえて使わないことがロコモの予防策になります。

手すりがなくても、どこかにつかまってしまうことはよくあります。たとえば、私の治療院の玄関の壁には、ちょうど腰の位置あたりに薄く汚れているところがあります。最初はなんの汚れだろうと思っていたのですが、ある日、患者さんが靴を履くときにそこに手を置いていることに気づきました。

跡がついているということは、多くの人がそこに手を置いて、体を支えて靴を履いているということです。足腰が元気でなにも症状がなければ、壁に手をつかなくても靴を履けるだけのバランス能力と筋力があるはずです。注意して見てみると、足腰には問題がない患者さんも、無意識に手をついていることがわかりました。

人は無意識のうちにどこかにつかまり、筋肉を甘やかしがちです。その甘やかしを意識して断ち切ることが、抗ロコモにつながります。

もちろん、絶対に壁に手をついたり、手すりを使ったりしてはいけないということではありません。転倒の可能性や痛みがある場合は、むしろ積極的に使う必要があります。ただ、そうでない場合は、ぜひロコモ予防としてしっかり筋肉を使っていただきたいのです。

街にあふれる〝甘やかし〟の誘惑

みなさんは、駅で改札からホームに向かうとき、階段を使いますか。それとも、エスカレーターを使いますか。

雑誌などで紹介されている「日常生活でできる運動法」のなかには、「駅ではできるだけ階段を使いましょう」という項目がよくあります。しかし、運動している人であっても、階段を選ぼうと意識している人はそう多くありません。

たとえば、電車が来たことがわかって階段を駆け上がる人がときどきいますが、ほとんどの人はエスカレーターを急いで上っています。駆け上がって電車に滑り込める人は、まだ体力が残っている人なのかもしれません。なかには間に合わない人、途中であきらめてしまう人もたくさんいます。そんなときに、「体力がなくなったなあ」と痛感する人と、なにも気にしない人に分かれるのではないでしょうか。

また、地方に住んでいる人の大半は、車がある生活に慣れています。別のいい方をすれば、長い距離を歩く機会がなかなかないのです。ドア・トゥ・ドアの車移動は、ロコモ予備軍を急増させている一因といっても差し支えありません。最近は地方でも大型のショッピングモールが次々とオープンしています。昔ながらの商店街と違って一ヵ所でなんでも揃うので、さらに歩く機会は減っています。

今は、ほとんどの駅にエスカレーターが設置され、マンションやオフィスビルにもエレベーターがあります。移動には車がある、買い物は一ヵ所ですむ、もしくはインターネットですむ――このような環境が、手すりと同じように、人間の体にとって大きな甘やかしになっているのです。便利なことや、体を補助してくれることは、体が不自由な方にとってはとてもありがたいものですし、なくてはならないものです。しかし、便利になること自体が、健康な体を動かす機会、面倒な動きをする機会を減らし、筋力を少しずつ蝕《むしば》んでいるという見方もできます。

姿勢が悪化するパソコンやスマホ

もうひとつ、われわれの姿勢を悪くさせ筋肉を弱らせている要因があります。それはパソコンやスマートフォンなどの電子機器の普及です。駅のホームに立っていると、多くの若者が背中を丸めて顔を前のめりにしてスマートフォンを覗き込んでいます。まっすぐ綺麗な姿勢（大袈裟にいえば、仁王立ちのような力強く安定した立ち方）で立っている人は皆無といってもいいでしょう。

前かがみの姿勢を長時間続けていると、首や背中、腰など、体のうしろを支える筋肉に支障が出てきます。日本人はもともと農耕民族なので、欧米人と比べて体の前の筋肉が強く、うしろ側は弱いといわれています。また、うしろ側の筋肉は自分では見えないので、普段から意識することがほとんどありません。そのため、姿勢を支えるのに必要な背中側の筋肉がどんどん弱り、前かがみの姿勢になりがちです。電子機器の普及が、それに拍車をかけています。

「はじめに」でも触れましたが、私は以前、腰のヘルニアを患いました。つらいその症状は3ヵ月ほどでかなり落ち着きましたが、それ以前に首を悪くしたこともあります。トレーナーとして、アスリートや患者さんのコンディションを整える際にマッサージなどの治療を行いますが、集中すればするほど自然と前のめりの姿勢になり、腰や首に負担をかけてしまっていたのです。職業病の一種といってもいいかもしれません。

40歳前後といえば、仕事では頑張りどきを迎えるタイミングでもあります。ともに、これまでの無理が少しずつ体に表れてくる時期にもあたります。私の場合は、無意識にとっていた前のめりの姿勢が腰のヘルニアや首の痛みとして表れたのです。

2008年の北京オリンピック以降、合宿や遠征で飛び回る生活から、治療院での活動が極端に増えたことも要因でしょう。重い荷物や備品を持ち歩くことがなくなったので、筋肉が以前より甘やかされてしまったのです。

利便性や環境の変化は、筋肉の甘やかしにつながることが少なくありません。人は、怠け癖がある生き物で、特に利便性には抗《あらが》いがたいものがあります。いったん便利になってしまうと、誰しもそれに頼らずに生活することはなかなかできなくなってしまうのです。車生活の人は車がない生活はもう想像もできないでしょうし、自分から進んで階段を使うことも、口でいうほど簡単にはできません。

しかし、この便利な社会が自分の体を甘やかしているのだと認識し、生活習慣を改めるか、それが無理な人はトレーニングなどのプラスαの運動をとり入れることをしなくては、気づかぬうちにロコモ予備軍になってしまうのです。

日本人女性の内股歩きが原因に

〝甘やかし〟のほかに、〝ファッション〟もロコモ予備軍になる要因のひとつが隠されていると私は考えています。

街を歩く女性を見ていると、ハイヒールや厚底の靴を履いて内股歩き（足先がかかとよりも内側に向いている歩き方）をしている人が多いと感じます。この極端な内股は日本人特有だそうで、海外から来た人は日本人女性が内股で器用に歩くことに驚くようです。

内股歩きは、骨格的に見れば明らかに異常な状態です。内股歩きをしていると、内腿にある内転筋とお尻の外側にある中臀筋がしっかり働かなくなるため股関節が不安定になり、足首と股関節を結ぶラインから膝が内側にズレてX脚になってしまう（正面から見るとX状に見える）ので、普通に考えれば見た目もよくないはずです。それにもかかわらず、日本人は内股歩きにおかしさを感じていません。むしろ「可愛らしさの象徴である」というイメージがあるようです。

これらの背景には、テレビやアニメ、雑誌など目から入ってくる情報の影響があるのではないかと思います。日本の子ども向けのアニメを見てみると、登場する女の子の脚は不思議と内股になっています。また、アイドルグループなどのダンスを観察してみると、内股の振り付けをよく見かけます。これらの刷り込みによって、内股は女の子の象徴、可愛らしさの象徴というイメージが浸透し、内股で歩くことに対して誰も疑問をもたなくなっているのではないでしょうか。女性誌の誌面でも、モデルのポーズに同じような傾向があります。

極端な内股歩きを続けていると、よい姿勢を維持し、正しい歩き方をするための筋肉が偏り、部位によって少しずつ衰えたり、動きに制限が出たりしてきます。それによって歩くことが億劫になり、さらに運動不足になって、早い段階で足腰に疾患が出てくる可能性が高くなります。足腰を痛めずに、かっこよくハイヒールを履きこなすためには、股関節やお尻の筋肉、そしてお腹や背中の筋肉がしっかり働いていることが不可欠なのです。内股歩きとは両立できません。

また、ミュールも足腰のためにはあまりよくありません。ミュールは足首を固定しない靴なので、歩き方が不安定になります。筋肉がしっかりついていれば大きな支障はありませんが、そうでない方は姿勢や歩き方がさらに悪化する可能性があります。その状態が長く続けば、足腰に痛みや故障が出てくるのは時間の問題です。

かかとの部分が不安定な靴も要注意です。最近、寒い季節にはムートンブーツを履いている女性をよく見かけますが、ムートンブーツはかかとがしっかりと安定していない場合が多いです。足首が不安定になるので、長期間履いていると脚の安定性（構造や機能など）になんらかの支障が出てくる可能性が高いです。

さて、ここでちょっと脚の機能について試してみましょう。やることはいたって簡単です。スリッパを履いたまま、早歩きや小走りができますか？

実はこの動きには、足に関する機能チェックが含まれています。足の指先を上げてスリッパが飛んでいかないように踏ん張らないと、履いたまま早歩きしたり走ったりすることはできません。指先を引っ張って持ち上げる筋肉は、足の甲からすねにかけてつながっていますが、ここが弱っていると、スリッパは途中でどこかに飛んでいってしまいます。足や指を引き上げる筋肉が弱ると、転倒したりつまずいたりしやすくなります。うまくできなかった方は、普段履く靴を見直してみるといいでしょう。

とはいえ、明日から毎日必ずスニーカーだけを履いてくださいとは、とてもいえません。現代の生活にはファッションという要素が無視できないですから、ＴＰＯに応じていろいろな靴を履くことも避けられないでしょう。

私がお伝えできるのはちょっとした心掛けです。それは、本書で紹介している運動を実践して、どんな靴を履いても正しく歩けるだけの筋力を身につけること。それができていれば、これらの靴を履いても問題ないと思います。

咄嗟の動きができなくなったら

私が腰のヘルニアを患い、日常生活の見直しや運動で「抗ロコモ習慣」をとり入れるようになって気づいたことがあります。それは、「面倒だな」と思うことが以前より少なくなったということです。

家でリラックスしているとき、特にソファに腰掛けてテレビを観ているときに、少し離れたところにあるものをとりたくなったとします。以前は、それに近い場所にいる家族に「悪いけど、ちょっとそれをとってくれる?」と頼んでいました。でも今は、「そこにあるものが欲しい」と考えると同時に、体がぱっと動いてそれを手にとっているのです。体を動かすのがとても楽なので、どんどん動けるということです。

前に、私の治療院にみえていた女性の患者さんで、膝を曲げずに前屈して靴を履く人がいました。股関節がやわらかいのでそのようなことができるのですが、話を聞いてみると「立ったまま手が届くので、いつもこうやって靴を履いています」といっていました。ほかの患者さんで、「床に座ってしまうと立ち上がるのが大変だから、できるだけ床には座りたくない」という方もいました。また、「起き上がるのが億劫（立ち上がるときに腰が痛くなることが多い）だからできるだけ横になりたくない」という人もいました。

億劫だから、痛むからといって使わずにいると、筋肉は当然どんどん退化（萎縮）していきます。その結果、咄嗟《とっさ》の動き（すばやい動き）ができなくなってしまいます。

たとえば、女性に多いと感じるのですが、自転車に乗っていて、通行人などにぶつかりそうになり、運転者が自転車を降りてしまう光景を目にしたことはありませんか?

これは、体が咄嗟のできごとに反応していないか、もしくは筋力の低下により全身のバランスがとれなくなっていることが原因です。防衛反応のひとつとしてぶつかる、転倒する前に、すばやく自転車から降りてしまうのでしょう。治療院でも、同じようなケースでバランスを崩して転倒し怪我をした方を診たことがあります。

バランス力は、体の軸である体幹の機能に大きく左右されます。体幹については、ロコモを防ぐ要ですので第四章でくわしく解説していきます。

咄嗟の動きができるかできないかは、命にかかわることでもあります。横道から突然出てきた車を、咄嗟に避けることができるか。うっかり段差を踏み外したときに、きちんと体を守ることができるか。それは、体にしっかりと筋肉がついているかどうかにかかっています。もし今、咄嗟の動きに自信がないようであれば、ロコモ予備軍の仲間入りをしているかもしれません。「面倒だから」と自分を甘やかして行動を制限することが、その引き金になっている可能性は十分あります。

メタボとロコモは併発しがち

高血圧・糖尿病・高脂血症などの生活習慣病を引き起こすメタボリックシンドローム（内臓脂肪症候群、通称メタボ）が、人々に広く知られるようになったことで、予防を心掛ける人は目に見えて増えました。禁煙ブームが進んだり、昨今では糖質オフの食品が注目されたりと、健康やダイエットに対しての関心はこの先も低くなる気配はありません。

直接的ではないですが、肥満であることもロコモと少なからず関係があります。というのも、一般的に肥満の人は運動不足傾向であることが圧倒的に多く、筋力が不足している、もしくは若かった頃と比べて筋量が格段に減っていることがあるからです。また、先に述べたような環境の甘やかしが、ロコモだけでなくメタボの原因にもなっています。そのため、メタボ予防のために運動することがロコモ予防にもなり、逆もまた同じといえるでしょう。

ただし、太っているからといって必ずしもロコモ予備軍というわけではありません。私の患者さんで体重が120キロ以上ある男性がいますが、彼はゴルフに行けばシングルで回りますし、スキーの指導員の資格ももっていて、長年アクティブに動き回っています。見た目は大きく、痩せているとはいえませんが、自身でもエクササイズを欠かさず、大きな体を上手に動かす筋肉が十分にあります。

しかし、おおむね肥満体形の人は、ロコモとメタボを併発する可能性があります。太りすぎて体がコントロールできなくなってからでは、予防のための運動も効率よくできなくなってしまいます。

ちなみに、食事の際に気をつけていただきたいのは、カロリーではなく主食のご飯やパンなどに代表される炭水化物（＝糖質）。体は、食事をとって血糖値が上がると、それを下げるためにインスリンを分泌します。肉や野菜よりも血糖値が上昇しやすいのが糖質で、ラーメンとチャーハンのセットなどといった炭水化物ばかりの食事を早食いしたりする人に肥満が多いのは、食事量とは別な理由があるのです。

つまり、そうした食事をとると、血糖値が急上昇し、それを下げるためにインスリンが過剰に分泌されます。インスリンは糖質を脂肪のかたちに変えて血糖値を下げるので、一気に上がった血糖値を下げようとするとき余分な脂肪が蓄積されてしまうわけです。世の中ではカロリーの高さばかりが重視されていますが、カロリーではなく栄養素（質）に意識を傾けてほしいものです。

実は私も食事の糖質をコントロールしてみたことがあります。驚くことに、始めて数ヵ月でお腹まわりがだいぶスッキリしました。日本食はお米という主食があって当たり前ですし、さらに麵類やパンなどもあり、日本人は習慣的に炭水化物を多く摂取しがちです。炭水化物のとりすぎに気をつけて、他の栄養素をバランスよくとるように意識するだけでも、肥満対策の効果が十分期待できます。

７００万人が膝痛で悩んでいる

日本臨床整形外科学会によると、ロコモの原因のひとつに「運動器自体の疾患」というものがあります。その疾患の代表的なもののひとつが、変形性関節症です。

変形性関節症には、特に膝に現れる変形性膝関節症が多く見られます。これは、膝関節になんらかの負担がかかったことが原因で、本来の機能がうまくいかなくなり、膝の軟骨や半月板などに炎症を引き起こしてしまう病気のこと。

症状がひどいと、膝に水（関節液）が溜まってしまうこともあり、階段を上るときや歩き始め、正座するときなどに膝に痛みを感じるようになります。そうすると、痛みが徐々に行動を制限するようになり、これをきっかけに寝たきりや要介護になるケースもあります。患者数は日本国内で約７００万人と多いものの、老化の定番の症状だけに、「年だから」とあきらめて治療を放棄する患者さんが多いのが現状です。

このような疾患の場合、どうしても「加齢」というキーワードがついてまわります。もちろん加齢というのも大きな原因ですが、ほかにも肥満や運動不足といった要因があります。加齢、肥満、運動不足などの背景にあるのは、いずれも「筋量の減少」「筋力発揮不足」です。つまり、筋力が低下していれば、若くてもなる可能性があるということです。

この疾患は、比較的女性に多く見られます。ハイヒールを履き、極端に内股で歩く女性を見ると、高齢になる前にこのような疾患を発症してしまうのではないかと不安でなりません。

膝が痛い、膝の調子がなんとなく悪いという場合の7〜8割はすでにこの疾患であるか、将来的にこの疾患になる可能性が高いです。

ロコモに直結する骨粗鬆症

また、骨粗鬆症《こつそしょうしょう》も同じく、ロコモに直結する疾患です。骨の形成よりも吸収（骨が分解され減少すること）が速くなってしまい、骨に小さな穴がたくさんできるという疾患です。骨密度がスカスカの状態になり、ちょっとしたアクシデントで骨折してしまうことがあります。

高齢者が転倒などで骨折してしまい、それが寝たきりや行動範囲の縮小・制限につながることもあり、なにげないことで骨折したという心理的な要因で、なかなかアクティブな状態に戻れないケースも多いです。

骨粗鬆症も女性の割合が高く、閉経以降のホルモンバランスの変化も関係しているそうです。もちろん、若い頃からのカルシウム不足、つまりアンバランスな食生活も原因のひとつです。そして、この疾患もやはり運動不足の人のほうが進行しやすく、骨粗鬆症予防のために運動指導が行われることがよくあります。骨は運動で刺激することで強くなるからです。

骨粗鬆症は、かつては高齢者特有の疾患と考えられていましたが、現代では低年齢化しており、ごくまれに小学生にも見られます。親が共働きをしている場合、子どもがお金を渡されて食べたいものを自分で買うということも少なくありません。その際に、インスタント食品やファストフードなどばかりを選んだらどうなるでしょうか。間違いなく栄養が偏ります。

今の時代は昔と違い、外で遊べる場所が少なくなっています。ゲーム機器なども発達し、子どもの遊び方が以前とはがらりと変わってしまいました。昔であれば遊びのなかで自然と鍛えられた足腰が、信じられないほど弱っています。子どもの娯楽の変化も骨粗鬆症の若年化の要因のひとつでしょう。

骨粗鬆症は、健康診断などで骨密度を検査するか、レントゲンを撮らないとわかりません。もし不安であれば、病院で検査を受けてみるといいでしょう。女性の場合は、20代や30

代でも一度検査を受けてみるのもいいと思います。

変形性膝関節症と骨粗鬆症。このふたつの疾患は、ロコモになってしまう大きなきっかけです。しかし、運動を習慣づけて、筋力を維持しておけば、水面下で進んでいるかもしれないこれらの疾患の発症を回避、もしくは先送りにすることが可能です。

日本人は背中の筋肉が薄い

日本人は農耕民族だったからでしょうか、背中側の筋肉より体の前面の筋肉が発達しやすい傾向があります。逆に、狩猟生活をしていた祖先の多い西欧の人たちは、うしろ側の筋肉が発達しています。

歴史を振り返ってみると、西欧の人々は重い剣を大きく振り回して闘っていました。それができるだけの背筋力があったと想像ができます。そう考えると日本人にはもともとそこまでの背筋力はなかったため、鋭い刀を使って瞬時に斬りつけるという技が発達したのかもしれません。

また、ヨーロッパ発祥のレスリングと日本発祥の柔道を比べると、選手の体つきにも明らかな違いが見られます。柔道の選手の背筋力が弱いというわけではありませんが、レスリングの選手は見るからに背中の筋肉が発達しています。

この体形の違いは競技特性の要素が大きく、レスリングはもともと狩猟で鹿などを追いつめ捕まえ、肩を地面につけて4本の足をひもでぐるぐる巻きにするという意味合いで、肩がマットにつくと負けとしています。一方柔道は、世界的に普及したことで特性が変わってきていますが、20世紀の初めまでは「柔よく剛を制す」、つまり、力でねじふせてポイントを稼ぐよりも、技を決めて一本をとることが美徳とされていました。剛と柔の競技特性の違いは、民族の特性が表れたものなのです。

日本人にかぎったことではありませんが、先ほど述べた環境因子により、もともと発達していない筋肉群は、現代ではさらに衰えている傾向があります。日本人の場合は、欧米の人と比べて背中や腰の筋肉が虚弱化しているという見方もできます。

背中の筋肉は自分では見えないので意識しづらいものですが、思った以上に年齢が出やすいといわれています。試しに鏡でチェックしてみるといいでしょう。まるで毎日の疲れを背中が物語っているかのように、残念なたるみが出ているかもしれません。その場合、お尻の筋肉も落ちている可能性が高いです。

背中の筋肉は広範囲にわたるので、その筋量が落ちるということは、うしろ姿のシルエットも大きく変化しています。また、日常生活では手を体の前側で使うことが多く、肩甲骨を動かすよりも肘から先の手を動かす機会がほとんどです。そのため、背中にある筋肉（重力から姿勢を維持するための、背筋を支える筋肉）になんらかの運動で刺激を与えないかぎり、背中の筋量は自然と落ちてしまうのです。

背中の筋量が落ちると、円背《えんぱい》（猫背の姿勢）にもなり、そのバランスをとるために骨盤が後傾（腰が丸まる）して脚がガニ股になったりO脚になったりします。これはまさに、現代の日本人特有の姿勢といってもいいでしょう。このような姿勢の人は、長時間立っているのがしんどかったり、歩くのが面倒だったりする人が多いです。ひどければ肩こりもち、腰痛もちということもあるでしょう。股関節や膝関節にも当然ながら負担がかかっていますし、行きつく先はロコモです。

もちろん、骨格や体形、体質にもよりますが、運動をとり入れる際には、背中の筋肉を意識して鍛えてあげるメニューを入れることも大きなポイントになります。トレーニング愛好家の方々を見ていると、どうしても腹筋や胸筋、腕など自分の目で見える体の前側の筋肉を鍛えがちです。背筋やお尻まわりを意識したトレーニングを、ひとつでも多くとり入れることをおすすめしたいです。

運動している〝つもり〟が危ない

ある日、近所の公園を歩いていると、スポーツウェアを着た中年の女性のグループを見かけました。首にタオルを巻いていたので、ランニングかウォーキングの途中なのだろうと思いましたが、彼女たちはただ大きな笑い声をあげながら楽しそうにゆっくり歩いているだけでした。

数日後、またその女性たちが、同じように楽しそうにしゃべりながら歩いていました。今にも止まってしまいそうな、ゆっくりした歩調。それでも、首にはタオルを巻き、気合の入ったスポーツウェアを着ています。その後もたまに見かけましたが、様子に変わりはありません。

おそらく、その女性たちはみんなでウォーキングをしようと集まったのだと思います。しかし、おしゃべりのほうが楽しすぎて、なかなかウォーキングに集中できないのでしょう。

「もったいないな、もっと体にいいウォーキングができるのに」

運動しているつもりでも、その運動が効果を発揮していないことはよくあります。ウォーキングが健康にいいということまではわかっていても、どうすれば正しくウォーキングできるのかまでは、わからないことが多いようです。

ウォーキングは、姿勢をよくしてお尻を使って股関節から脚を出し（足先からではなく、腿のつけ根から一歩を踏み出すイメージ）、踏み込んだ足首の上に膝と骨盤がくるように歩くのが基本です。

よく「大股歩きをするといい」といわれますが、いくら大股で歩いても、この基本ができていないとウォーキングの最大の効果を引き出すことはできません（正しい歩き方については、第五章でくわしく解説します）。また、腕をきちんと振って肩甲骨を動かせば、より多くの筋肉を動かすことができてさらに効率的です。

本当はできていないのに「運動したつもり」になっているこの勘違いは、運動における大きな落とし穴です。もちろん動くことによってなんらかの刺激は入るので、まったく動かないよりはいいですが、筋肉が機能的に使えていなければ、やがて筋力の低下を引き起こすことになり、ロコモ予備軍の仲間入りをすることにもなりかねません。

ウォーキングだけでなく、家で行う腹筋運動や腕立て伏せなども、人によってはその方法が適さないというケースがあり、自分の筋力レベルに合ったものから始め、徐々に負荷を上げていくのが理想です。本書でも、第六章で、ロコモ対策に効果的なトレーニングを紹介します。よく行われているものばかりで難しいものはひとつもありませんが、「運動したつもり」にならないポイントを説明していますので、ぜひ参考にしてください。

ジム歴7年の患者さんの体の状態

私の治療院にみえた、40代女性の患者さんの話です。

その方はもともと運動が好きで、スポーツジムに7年前から通い、ここ5年はパーソナルトレーナーをつけて週に1回は必ずトレーニングを行っている方でした。トレーニング後はトレーナーのすすめでプロテインなどのサプリメントをきちんと摂取しており、体づくりにはかなり気合が入っていました。しかし、どうしても肩こりがひどいということで、友人の紹介で私の治療院にいらしたのです。

さっそく彼女の体の状態や筋量や動きなどをチェックすると、とんでもないことがわかりました。彼女はぽっちゃりした体形で筋量が驚くほどなかったのです。皮下脂肪がものすごく多く、筋肉が少ない体をしていることが触っただけでもわかりました。正直、とてもトレーニングを毎週やっているとは思えない体だったのです。運動しているつもりで実はできていない典型例でした。

このようなことは実際によく起きています。特に、ジムなどでトレーニングしている人を見ると、そのやり方では筋肉に効果的に刺激が入っていないだろうな、と思うことが多々あります。たとえパーソナルトレーナーをつけていても、そのトレーナーが間違った知識をもっていれば正しい運動はできません。

となると、自分でしっかり勉強してトレーニングを行うしかないのですが、それも難しい問題です。これはひとつの目安ですが、週に2〜3回以上運動をしているとして、自己流でやっていてもトレーナーに指導してもらっていても、2ヵ月経っても変化がなかったら、そのトレーニングは間違っているのかも、と疑ってみてください。反応の遅い人でも、だいたい1ヵ月くらいで「なんとなく体が軽くなった」「少し楽になったような気がする」という感覚があるでしょう。

そして、2ヵ月くらい経てば、見た目も徐々に変わってくるはずです。体のサイズを測ってみると数字的な変化も表れ始めているかもしれません。半年経てば、その変化は誰の目にも明らかになってきます。

2〜3ヵ月前から継続して運動しているのになにも変わらない、トレーニングしているのに変化している実感がない、そういうときは、その運動を見直すことをおすすめします。違うトレーニングをやってみる、担当のトレーナーを代えてみるのもよいと思います。正しく運動する基本的なポイントについては第四章、第五章で紹介しますので、そちらも参考にしてください。

怪我をしやすいのは運動部OB

学生時代に部活などでハードに運動した経験のある人であれば、体力や筋力にはある程度自信があるのではないでしょうか。

当然ながら、若い頃に運動していた人とまったく運動してこなかった人には、体力や筋力において最初はもちろん差があります。しかし、いくらハードに運動していた人でも、その後の日常生活の習慣や食生活などにより、その蓄積がゼロ、もしくはマイナスになっているケースも少なくありません。

特によく起こるのが、イメージと現実のギャップによる怪我です。

「自分は速く走れるはずだ」「昔のような剛速球が今でも投げられるはずだ」「キレのいいシュートが打てるはずだ」「あのくらいのボールなら追いつけるはずだ」

そう思って若い頃のイメージのままに体を動かそうとしても、いつのまにか体は想像していたよりも退化していて、そのイメージに追いつかない。そのせいで体が無理をして、故障を引き起こしてしまうのです。

また、メンタル的な問題で運動を敬遠してしまうケースもあります。私が見てきたかぎりですが、学生時代にかなり本腰を入れてスポーツをやっていた人の多くは、性格的には完璧主義だったり、負けず嫌いだったりします。そのような人が、「久しぶりにランニングをしてみたけれど、昔のように走れなかった」という状況に直面したとします。

「昔の自分をとり戻したい」と奮起できればいいのですが、「昔のように走れないのならもう二度とやらない」と心を閉ざしてしまうことも多いのです。それをきっかけに運動不足に陥ってしまう人を、何人か見てきました。過去の運動歴による過信とギャップが、ロコモのきっかけになることもあるのです。

この章では、変形性膝関節症と骨粗鬆症といった疾患は別として、日常に潜む甘やかしなどによって筋力が衰えること、そうならないためには正しく体を使う運動が必要であることを中心にお話ししてきました。

間違えていただきたくないのですが、ジムに行ってトレーニングしなければいけないわけではありませんし、本格的にハードな運動にとり組むべきだと主張しているわけでもありません。

現代は非常に便利になってしまったり栄養の偏りがあったり、〝運動しているつもり〟といった思い込みなどから、人間の体は知らないうちに衰えているので、それに気づいて体を動かすことを習慣化していきましょう、ということです。

第二章　ロコモ診断の思いがけない落とし穴

ロコモは要介護の一歩手前

「はじめに」でも簡単に触れましたが、ロコモティブシンドロームは日本語で「運動器症候群」。運動器とは、体を支え、動かすのに必要な器官のことです。具体的には、骨や関節、そして、それらと結合している筋肉や腱、靱帯《じんたい》などのことを指します。

人間を含む動物は、これらの運動器がスムーズに運動することで、正しく体を動かすことができます。運動器になんらかの障害を引き起こしてしまうと、姿勢を正しく保つことができなくなったり、歩行が困難になったりします。

それがひどくなると、やがて人の助けを借りないと生活できない状況となります。つまり、要介護です。将来的にそのような状況に陥るリスクが高く、要介護の一歩手前であることを、ロコモと呼んでいます。

ロコモが2007年に日本整形外科学会によって提唱された背景には、「人間は運動器に支えられて生きている。運動器の健康には、医学的評価と対策が重要であるということを日々意識してほしい」というメッセージが込められているそうです。

2005年に、肥満による生活習慣病の発症を予防するために提唱された通称「メタボ」

は、今ではすっかり浸透しています。ロコモもその〝運動器版〟として、要介護の予防のために提唱されたのです。メタボと同様に、ロコモも日本人の健康な生活を脅かす存在として警戒されているということです。

くり返しになりますが、東京大学22世紀医療センターの調査によると、ロコモにあてはまる人、及び、将来的にあてはまることになるであろう「ロコモ予備軍」とされている人の推計数は、４７００万人。これは日本の総人口の約40パーセント弱、40歳以上の人口の約３分の２に相当します。

では、実際にどのような状況がロコモにあてはまるのでしょうか。日本整形外科学会では、ロコモかどうかを確認する「ロコチェック」という7つの項目を設けています。それは、次のとおりです。

1　片脚立ちで靴下がはけない
2　家のなかでつまずいたり滑ったりする
3　階段を上るのに手すりが必要である
4　横断歩道を青信号で渡りきれない

5　15分くらい続けて歩けない
6　2キログラム程度の買い物（1リットルの牛乳パック2本程度）をして、持ち帰るのが困難である
7　家のやや重い仕事（掃除機の使用、布団の上げ下ろしなど）が困難である

以上の7つの項目にひとつでもあてはまれば、ロコモの可能性がある、つまり、要介護の一歩手前までできている可能性がある、というのが、日本整形外科学会による定義です。

このチェック項目をご覧になった読者のみなさんは、「自分はまったく心配いらないな」と感じたかもしれません。お気づきのとおり、これらのチェック項目は、日常生活にかなり支障をきたしている状態です。あなたの年齢が50歳未満であれば、ひとつもあてはまらない人が圧倒的に多いでしょう。ここに大きな落とし穴があります。

私が初診の患者さんと接するなかで感じるのは、「この方は、今は問題ないけれど、このままの状況が続けば将来的に自力では歩けなくなってしまうだろうな」と思う人が、決して少なくないということです。それも、高齢者にかぎった話ではありません。ロコモへの道は、あらゆる世代ですでに始まっていると実感しています。日本整形外科学会もそのことを

認識したようで、2013年5月に、広範囲な年齢層に対応するロコモ度テストを新たに発表しました。気になる方はウェブをチェックしてみてください(https://locomo-joa.jp/)。

そこで、みなさんにロコモのことをより深く理解してもらうために、いくつか症例を紹介したいと思います。

症例1 登山の怪我がキッカケで

50代女性の患者さんが、怪我がきっかけでロコモになりかけていたケースから紹介しましょう。

この方はハイキングや山登りが趣味で、もともと非常にアクティブな方でした。しかし、日常で歩く分には問題なかったものの、アウトドア活動をすると足の甲が腫《は》れることがたまにあったそうです。あるとき、雨で濡れた岩場で足を踏み外し、膝の内側の靱帯を痛めてしまったことも不安に拍車をかけていたのかもしれません。知人の紹介で私のところにみえました。

患部の状態を細かく確認しながら体の動きもチェックしてみたところ、足の裏全体で体を支えることができていませんでした。さらに、靱帯を痛めた怪我の後遺症で、膝周辺の筋力がすっかり弱っていたのです。

脚の機能や股関節まわりの筋力にも左右差が出ていました。そのため、無意識に膝をかばうことで体重が外側に逃げて負担がかかってしまい、足の甲が腫れる（正確には腱が炎症を起こして）症状が出ていたのです。ロコチェックの項目に完全にあてはまるものはなかったものの、多くの項目に自信をもってNOといえない状況でした。

そこで、まずどうして腫れがなかなか引かないのか説明しながら、今後の治療と体の機能的な課題についてお話をしました。そして、患部の炎症と脚の動きがよくなるように治療。その後、脚の機能をとり戻す運動を行いました。治療と並行して、足裏の機能が安定するように、靴のインソールも専門家に依頼して作ってもらいました。

ここまでする理由は、今後もライフワークとしてハイキングをしたいという患者さんのことを考えての対策です。

その後、その患者さんは私の治療院での治療と本書で紹介している運動に積極的にとり組み、その結果、今ではロコチェックの項目のすべてに自信をもってNOをつけるまでになりました。

当面の目標は、以前と同じくらいの体力をとり戻すことです。ご本人いわく、あのときあのまま原因も対策も知らずに様子を見ているだけだったら、今は歩くことも不安だったかもしれない、ということです。

症例2　ヘルニアの痛みが怖い

もう少し若い40代女性の症例もあります。

その方は、強い痛みをともなう腰のヘルニアを発症していました。ヘルニアの原因は長期間にわたる腰への負担で、おそらく家事や子育てで酷使したのではないかと思われます。痛みは腰だけではなく、腿の内側や脚にもありました。横になっている以外は同じ姿勢を30分と維持することができず、キッチンに立つのもしんどいほど。まっすぐ歩くこともできないといった状況でした。

病院では痛み止めの薬を処方してもらったそうですが、痛みはとりきれず、だましだまし生活するような日々を送っていたそうです。背筋《せすじ》を伸ばすようなことは怖くてできず、日常生活での何気ない動作をするだけでも不安を抱えているようでした。

お子さんはまだ小学生で、子育ても大変な時期。こんな状態でいったいどうすればいいのかという不安からすっかり老け込んでしまい、40代前半にもかかわらず見た目は50代半ばくらいでした。

この方は、まさに典型的なロコモ予備軍です。「不安だからやらない」という状況が、さらに体の機能の低下を招いていました。40代と若くても、決して他人事ではないということです。

治療にあたり私は、全身をマッサージしながら体の凝りやゆがみをチェックしていきました。すると腰を庇っているためか、背中が盛り上がり、腰から骨盤まわりは凝り固まったような状態でした。それと同時にわかったのは、姿勢を正しく保つのに動かなくてはいけない筋肉が弱っていました。

そこで、凝りの強い部分には、鍼とマッサージを施して動きやすくなるよう改善し、次に弱った筋肉がしっかり働くように、体幹に力を入れる運動や動作をしてもらいました。すると、痛みが怖くて避けていた動作がどんどんできるようになって、自信と安心感から生き生きとした表情が増え、最初に会ったときと随分印象が変わってきました。

私自身も、同じく腰のヘルニアを患っていたことはお話ししました。

ヘルニア発症の原因は27ページで書いたとおり、職業病と環境の変化でしたが、発症してからは、信頼できる先生に治療を施してもらい、自分で状態の確認をしながら症状、機能改善に努めました。私の場合は幸運にも3ヵ月ほどすると症状は落ち着きましたが、不安感は1年以上続きました。仕事で使う治療ベッドや椅子の高さを変えたり、鍼《はり》を打つときの姿勢を変えたりして、患部に負担がかからないように注意しました。

発症から1年が経ちようやく日常生活にまったく不安がなくなったので、少しずつ本書で紹介する運動やトレーニングをとり入れるようにしましたが、驚くほど体力は落ちていました。駆け足をしても50メートルくらいで息が切れるような状況でした。今ではすっかり体力も回復して、長距離のランニングも問題なくできるようになりましたが、今振り返れば、ヘルニアを患っていた頃の私は完全にロコモ患者でした。

いずれも怪我や疾患がロコモのきっかけ（その背景には筋力の低下や体の酷使があります）になっています。これらのケースは運よく治療方法と適切なトレーニング方法に巡り合えたのでロコモを脱出することができましたが、もし「治し方がわからない」「痛みが治まってもそれをどう維持していいかわからない」という状態が続いていたら、いずれはそのまま要介護の状態になってしまったかもしれません。

ロコモの原因は「年だから」か

私が出会った患者さんのなかには、「私はもう70歳を過ぎているから、痛みで歩けなくなっても仕方ない」と、年齢を理由にしてあきらめかけている人もいました。

しかし、ロコモの高齢者でも、その原因をしっかりと見極め、本書で紹介する簡単なトレーニングを習慣にすれば、運動器は少しずつ回復してロコモから脱出することができます。当然、その対策は早ければ早いほど効果が出ます。

「まだロコモなんて関係ない」と思っている若い世代でも、ロコモの原因となる生活習慣をくり返していれば、間違いなく40代、50代でロコモ予備軍の仲間入りをして、いずれは要介護になるでしょう。その要介護人口はみなさんの予想以上かもしれません。厚生労働省の「介護給付費実態調査」（2012年4月審査分）によると、75歳以上の5人に1人という結果でした。

このロコモの原因ですが、日本臨床整形外科学会によると、大きく分けてふたつあるとされています。それは、第一章で説明した「加齢による運動器機能不全」と、「運動器自体の疾患」です。

くり返しになりますが、まず、加齢による運動器機能不全とは、単純に「年をとると運動器は衰えるもの」という考え方です。年齢を重ねるごとに筋力や持久力が低下し、反応時間や運動速度も遅くなり、バランス力や感覚も衰え、その結果として運動不足になり、それがまたあらゆる機能の低下を招くという、マイナスのスパイラルの状態です。

次に、運動器自体の疾患とは、

●変形性関節症＝さまざまな原因により関節に痛みや腫れが起こり、それが続いて変形をきたしている症状。膝や脚のつけ根のほか、肘や肩にも現れる。

●骨粗鬆症＝骨の形成よりも吸収（分解・減少）のほうが速くなり、骨に小さな穴が多発してもろくなってしまう症状。

のことで、それによって背中や腰が丸くなったり、思わぬ転倒で骨折したりといった現象が起こり、それがロコモにつながると考えられています。

老化と疾患、そのいずれも、「年をとってから考えればいいこと」と思ってしまいがちですが、実はそうではありません。

私がもっとも訴えたいのは、「年齢は理由にならない」ということです。先ほどの症例も、40代、50代のものです。

運動器の機能は、25歳前後でピークを迎えます。ということは、20代後半に差しかかれば、多かれ少なかれ誰でも運動器の老化が始まるということです。つまり、20代から予防を意識していかなければ、ロコモへのカウントダウンは始まってしまうということです。

もっとも注意すべきなのが40代です。私がこれまで見てきた経験上、人にもよりますが、ロコモの兆候は40代からちらほらと現れ始めます。特に女性の場合は、筋肉量が男性ほど多くはないので、活動的に動いている方とそうでない方では差が出てきます。さらに、女性ホルモンの影響で、更年期障害など別の原因で体を活発に動かせなくなる傾向もあります。

男性も、これから働き盛りだというのに「体が若い頃のように動かない」という感覚を40歳前後で多くの人が経験しているようです。私も2013年で42歳になりますが、40代になってからは30代の頃との体力の違いを痛感しています。

頭では「自分はまだまだ若い」と思っていても、実際は想像以上に筋肉や関節が衰えていて、「久しぶりに全力疾走したら膝を痛めてしまった」「高いところからジャンプして着地したらアキレス腱を切ってしまった」といったような、思わぬ事故を引き起こしてしまうこともあるのです。

こういうことも、若いうちから意識しておけば防ぐことができます。中高年になってからでも、努力すれば十分予防ができます。もちろん、加齢がロコモの大きな要素のひとつであることは間違いありません。しかし、そのような症状を食い止めること、最小限にとどめることは、年齢にかかわらず、今の生活習慣によってできることです。つまり、将来的にロコモになる原因は、現在の生活習慣そのものであるということです。

要介護の原因上位5位

怖がらせるわけではありませんが、ロコモ予備軍がその状況を放置すれば、やがて行き着くであろう「要介護」についても触れておきたいと思います。

運動器の機能が低下し、痛みや骨折などが起こったり、筋力、体力、バランス感覚などが衰えてしまったりすると、やがて立ったり歩いたりすることも億劫になります。それによって使われなくなったそれらの機能はさらに低下し、ついには服を着たり脱いだりすることも、トイレに移動することも、自力ではできなくなります。

このように、日常生活で当たり前の動作ができなくなると、生活の質はぐんと下がってしまいます。その結果、寝たきり、閉じこもり、廃用症候群（安静にしている状態＝動かない状態が長期的に続くことによって、体の機能が低下し、結果的に動けなくなること）に陥り、要介護状態となってしまうのです。

要介護になる原因は、脳卒中が全体の24・1パーセントで1位、2位が認知症で20・5パーセント、3位が高齢による衰弱で13・1パーセント、4位が骨折・転倒で9・3パーセント、5位が関節疾患で7・4パーセントとなっています。

また、要介護の手前の状態である「要支援」では、1位が関節疾患で19・4パーセント、2位が高齢による衰弱で15・2パーセント、3位が脳卒中で15・1パーセント、4位が骨折・転倒で12・7パーセント、5位がその他で9・1パーセントという結果が出ています（「2010年度　国民生活基礎調査の概況／厚生労働省」）。

要介護・要支援のいずれにも、運動器の問題である関節疾患と骨折・転倒が入っています。その割合は、要介護では6人に1人の16・7パーセント、要支援では3人に1人の32・1パーセントにも及んでいます。つまり、運動器の機能低下は、要介護・要支援になる大きな原因のひとつとして捉えるべきであり、逆の見方をすれば、運動器が健康でさえあれば、要介護・要支援になるリスクを軽減することができるということです。

では、具体的に要支援・要介護はどのように認定されているのでしょうか。その状況をくわしく見ていきましょう（著者が認定基準を要約）。

〈要支援〉

要支援1＝食事や排泄など基本的な日常生活動作はほとんど自分でできるが、歩行や立ち上がり、掃除など身の回りの世話の一部に介助が必要な状態。

要支援2＝要支援1の状態よりも基本的な日常生活動作の能力が低下しており、なんらかの支援、もしくは部分的な介助が必要な状態。

〈要介護〉

要介護1＝立ち上がったり、歩いたりするときに支えが必要で、排泄・入浴・着替えなどに部分的な介助が必要な状態。

要介護2＝立ち上がったり、歩いたりするときに支えが必要で、排泄・入浴・着替えなどに部分的もしくは全体的に介助が必要な状態。

要介護3＝立ち上がったり歩いたりすることが自分ではできず、排泄・入浴・着替えなどの全般に介助が必要な状態。

要介護4＝立ち上がったり歩いたりすることが自分ではできず、排泄や身の回りの世話にも介助が必要。認識力や理解力にも衰えがあり、問題行動も見られる。

要介護5＝生活全般にわたり、全面的な介助が必要な状態。問題行動や理解力の低下が見られる。

これから考えると、要介護の手前である要支援の状態でも、自立した生活が困難であることがわかります。

要支援や要介護になる原因は、先に述べたとおりさまざまありますが、運動器の機能低下についていえば、個人の努力で予防したり、発症を遅らせたりすることが可能です。

「健康寿命」と「平均寿命」の差

みなさんは「健康寿命」という言葉を聞いたことがありますか。これは、介護を必要とせず、自立した生活ができる生存期間のことをいいます。平均寿命と健康寿命の差が小さければ小さいほど、充実した人生を送れるということです。

現在、日本人の健康寿命は男性が70・42歳、女性が73・62歳といわれており（2010年、厚生労働省研究班による推計）、世界第1位を誇っています。しかし、平均寿命（男性79・44歳、女性85・90歳：厚生労働省「平成23年簡易生命表」）と比べると、男性では約9年、女性では約12年もの差があります。そして、現在の若者の生活習慣を見ていると、健康寿命がさらに下がってしまうのではないかという不安はなかなか拭えません。

また、介護にはかなりのお金がかかるということも覚えておかなくてはなりません。先述したように、75歳以上の5人に1人は要介護の状態であるといわれ、要支援を含めた場合は人数がさらに増え、75歳以上の4人に1人となります。自分の両親と配偶者の両親の4人のうち、誰か1人は要支援か要介護になって当たり前ということです。

おもに介護費用をカバーできるのは、公的介護保険をはじめとする社会保障と自己資金です。保険が適用されるサービスでも1割分の自己負担が必要となり、保険適用でないサービスを追加して受けた場合、自己負担の目安はだいたい月に3万円から5万円程度になるようです。これにヘルパーさんを派遣する費用や、介護タクシーの代金が加わると、月々の金額はさらに増えます。ひとり暮らしの場合は、家事代行サービスなども必要になるかもしれません。

要介護の家族が増えれば増えるほど、その費用は家計を圧迫します。40代から60代の人で、親が要介護となり、子どもの教育や結婚などでもお金がかかるとなれば、家計はさらに厳しい状況になります。加えて、自分自身も将来要介護になるとしたら、そのための貯えも必要になります。経済的な側面から見ても、要支援・要介護は絶対に避けたい問題なのです。

ロコモの定義はリアルではない

51～52ページで、日本整形外科学会の「ロコチェック」を紹介しました。7つの項目のうちひとつでもあてはまればロコモ、つまり要介護の一歩手前ということになりますが、実際には、ひとつでもあてはまった場合は一歩手前どころか、もうすでに要介護の道のりを着実に歩んでしまっているといっていいでしょう。

これまでは、「要介護の一歩手前の人が、そのまま要介護になることなく自立した人生を歩んでいくためにはどうしたらいいのか」というテーマが主軸でした。しかし、ロコモが増加している現状を考えると、これからはさらにその一歩手前、つまり「ロコモ予備軍」にも目を向けていく必要があります。

7つの項目のどれかにあてはまった場合は、すでに手遅れとまではいいませんが、もう要介護に片足を突っ込んでしまっている状況のため、そこから脱出してもとの健康な生活に戻るのはかなり困難となります。そのような状態を診断基準にしたところで、将来的なロコモの注意信号にはならないのではないかと私は感じています。

街に出て人々を観察していると、ロコモ予備軍の人があちらこちらで見られます。いずれも40代や50代、ひどいときは20代、30代の若者でも、将来の健康が心配な人がいます。しかし、そのような人がロコチェックを行ったとしても、現時点で7つの項目のどれかにあてはまる人はまずいません。それが、「自分はロコモとは関係ない」と感じさせてしまう要因なのです。当然、要介護になるといわれても、まったくピンとこないだろうと思います。

そこで、私が新たに作らせていただいたのが、17ページの「曽我式ロコモ予備軍チェック」です。このチェック項目は、「その状態を放置してしまうと、いずれロコモになりますよ」というサインの数々です。ひとつでもあてはまればロコモ予備軍といっていいでしょう。それぞれの項目がなぜロコモ予備軍のサインとなるのかについては、第三章でくわしく解説します。

ロコモ予備軍は、早ければ20代や30代にもいて、40代になると徐々に増え始め、メインは50代から60代の年齢層になるかと思われます。59ページで、男女ともに40歳前後で健康のターニングポイントを迎えると述べましたが、60歳前後でもなんらかの節目を迎えることが多いようです。私の治療院にも、体調の変化に悩むこの世代の方が数多く訪れてきます。

60代の方々は、親の世代が80代から90代にあたり、「親の介護に追われている」というケースがよくあります。そのため、親の姿を見て自分の健康を見直すということが多いようです。でも、それでは遅いのです。この年代に差しかかるまでにしっかり自分の健康と向き合えるかどうかが、60代以降を健康に過ごすための鍵になるのではないかと思います。

「体は元気だし、痛いところは特にありません」という場合でも、骨粗鬆症などが原因で骨折し、治療しているあいだに筋力が低下してそのままロコモの道を進む可能性もあります。中年と呼ばれる年代になったら、〝現状維持〟ではなく、なにかあったときのための〝プラスαの意識〟が必要なのです。

仕事を頑張らなくてはならず、健康のことは後回しの40代、50代の方々も、いずれ還暦を迎えます。その後、どれだけ充実した老後を送れるか、想像してみてください。定年を迎えてから夫婦で世界遺産を訪ねるという夢があったとしても、ロコモになってしまったら、道のでこぼこした現地を一日中歩けるでしょうか。

「リタイアしてから運動すればいい」では遅いのです。元気な老後のためにも、抗ロコモ習慣は今日、この瞬間から始めることをおすすめします。

医療だけではロコモを防げない

ロコモという言葉は日本整形外科学会が提唱しているので、日本全国の整形外科の病院やクリニックでロコモ患者のための治療や運動指導が行われていることと思います。しかし、実際には適切な処置がなされていないのではないか、というのが、患者さんたちから相談を受けての私の率直な感想です。

関節や筋肉など、運動器に痛みがあって整形外科のクリニックを訪れたある患者さんがいます。整形外科の医師には、「○○という症状ですね」といわれ、痛み止めを処方されて、電気治療が施されたそうです。一時的に痛みは消えたようですが、しばらくしてまた再発。再びクリニックを訪れると、同じ診断が下され、同じ薬を処方され、同じように電気治療が行われたといいます。そして、また再発。

いつまでも同じことのくり返しになってしまうことについにうんざりして、「根本的な原因を知って、それを改善したい」と私の治療院にやってきたのです。

医師は症状から診断名を告げることはできますが、患者さんとじっくり向き合って、患者さんの生活状況を聞き、それを分析し、「なぜその症状が起こったのか」を的確に判断することはなかなかしてくれません。

また、たとえば膝が弱っている患者さんには、「膝をしっかり使うように」「膝の運動をするといいですよ」といったアドバイスはしてくれますが、膝をしっかり使うとはどういうことなのか、膝の運動とは具体的にどのような運動なのか、そこまで丁寧に教えてくれるケースはかなり少ないと聞きます。

当然、専門知識のない一般の方には正しい運動とはなんなのかよくわかりません。間違った運動をしてしまったら、症状を悪化させてしまう可能性は大いにあります。この役目は医療現場では理学療法士の専門分野だと思います。そして、今後はアスレティックトレーナーの知識をもったものがこの分野でも活躍していくことでしょう。

「足腰を鍛えるために、大股歩きを心掛けてください」とアドバイスを受けたという人もいます。でも、正しい歩き方を知らずに、ただ大股で歩くだけでは効果はあまり期待できないと私は考えます（正しい歩き方については第五章で解説します）。本来であれば、なぜ大股歩きがいいのか、どのように大股歩きをすればいいのかまでくわしく指導するべきです。それにより、患者さんが体のメカニズムをきちんと理解でき、根気よく続けることができるからです。プロのアスリートもそうですが、その運動がどんなメカニズムで、どのような効果があるかを理解しないと、不安（不信）になってしまって継続するモチベーションを保つのはなかなか難しいものです。

「腹筋運動をやってみてください」といわれても、腹筋運動には上部を鍛えるもの、下部を鍛えるものと、たくさんの種類があります。なかには腰に負担がかかるものもあり、それを患者さんがやってしまったら、別の故障を引き起こしてしまうリスクもあります。医師はトレーニング指導が本業ではないですから、患者さんの症状にとってベストな方法や回数、フォームを丁寧に指導してくれるとはかぎりませんし、その腹筋運動を実際にチェックして、ポイントをアドバイスしてくれるわけでもありません。

このような問題点が、すべて医師の責任というわけではありません。整形外科には、一日100人、200人という数の患者さんが訪れます。そのすべてを数少ない医師が診なければならない状況のため、ひとりひとりに丁寧かつ的確なアドバイスができないのは、現実的に仕方のないことなのかもしれません。できるだけ多くの患者さんを診ることも、地域医療を守る医師としては非常に大事なことですし、そのような多忙ななか、「ひとりでも多くの患者さんを診たい」という志をもつ医師は素晴らしいと思います。

院内に理学療法士がいる場合でも、やはり多数の患者さんを抱えているため、同じく症状の原因まで見抜くことは難しく、痛みの治療はできても再発の予防までは追いつかない、患者さんのモチベーションを維持できないというのが現状のようです。

「○○さんの場合は、ここが弱っているから、こういう運動をするといいですよ」という細やかなアドバイスができる病院はまだまだ少なく、「様子を見ましょう」と患者さんを帰してしまうことが多いようです。

病院にかからない体でいるために

実は、患者さん側にも改善すべき点があります。

欧米に比べると、日本では「予防医学」という概念がまだそこまで浸透しておらず、内科でも整形外科でも歯科でも「痛くなってから病院に行く」という考えが主流です。

運動器の故障や機能低下にともなう痛みの場合は、整形外科や接骨院、マッサージなどで治療を受けることになりますが、そのようにマイナスの状態になってからそれをゼロに戻すだけの作業をくり返しているようでは、いつまでたっても根本的な解決にはなりません。

なかには、「治療院に行けば電気治療してもらえるから大丈夫」「マッサージに行けば楽にしてくれるからいいや」と、痛くなってからアクションを起こせばいいと、はなから考えている人もいるかもしれません。しかし、そのような他力本願の姿勢のままでは、ロコモ予備軍からロコモ患者になるのは時間の問題です。これは、世界的に類を見ないほど日本の健康保険制度が手厚く、少額の負担で医療を受けられるという恵まれた環境も影響しているのかもしれません。

私がこれまで携わってきたスポーツの世界、特に陸上のトップアスリートの多くは、常に自分の体と向き合っていました。自分の体は自分で感じとり自分で操ることができる、「自考自操」を意識していた選手たちが多くいたのです。

これは陸上競技にかぎったことではありません。他種目のスポーツ選手や一般の方も、自分の意志で、自分の思い描いたとおりに体を操って動かせることが、充実した人生を楽しく生きるために非常に大切な要素だと私は思います。

思い描いたとおりに操作できなくなって初めて「治療に行かなくては」と思う人がほとんどですが、本当はそれでは遅いのです。ぜひ他力本願の考えを捨て、自分でなんとかすることを心掛けてほしいと思います。それにより、病院や治療院に行く手間も時間も省くことができ、その時間とお金を趣味や遊び、そして誰かの幸せのために使うことができるのです。

しかし、受け入れ側の病院も、現段階では予防医学の概念は薄いと思われます。

痛みや目に見える症状が特に出ていなければ、「問題ありません」と帰してしまうことがほとんどでしょう。ひどいときは、痛みがあるのにもかかわらず、レントゲンやMRI、超音波検査で異常がないからといって患者さんを帰してしまうこともあると聞きます。もう少し原因究明をしてほしいものです。いくら予防をしようと思って病院に行っても、具体的な症状が下されなければ運動指導もしてくれません。「心配なら、ご自身で運動してみてはどうですか？」で終わってしまいます。

もちろん、病院や治療院、マッサージ店のすべてがダメというわけではありません。なかには親身に対応し、原因を究明して丁寧に運動指導してくれるところもあります。行くのであればそういった施設（先生）を選んでいただきたいと思います。

ただし、行って「楽になった」で終わりではなく、体が今どんな状態なのか、再発しない体になるにはどうしたらいいかという情報をなにかしらもって帰って、それを日常生活に活かすことが患者さん自身にも必要です。専門家を訪れることは、自分の体のことを知るチャンスを得ることだと思ってください。

みなさんも、おいしいお店を見つけるためには、本やネットでたくさん調べるかと思います。体をケアする施設は、近所の接骨院や治療院などですましてしまいがちですが、おいしい飲食店を調べるのと同じように、丁寧な診察や運動指導、ケアなどをしてくれる場所かどうか、口コミなどをチェックして吟味してから行くといいでしょう。

運動器のピークは25歳前後

メタボには、ウエストが何センチ以上は要注意で、血液検査の結果がどのくらいであるとメタボである、といった判断基準が明確な数字で設けられています。

それに対し、日本整形外科学会のロコチェックの7つの項目は、日常生活を振り返って行う自己診断のため、非常に曖昧な部分があります。これから新たな指標ができたり、ロコモ診断をやってくれるクリニックなども増えてきたりするだろうとは思いますが、現時点では、自分でいかに気づくかということが大きなポイントとなります。

先ほども述べたとおり、人間の運動器のピークは25歳前後で、それ以降は下降線をたどっていきます。運動せずに日常生活を送っているだけでは、年齢を重ねるごとに活動量が減れば、筋量も同じように減っていきます。なんらかの「努力」をしなければ、体はただ衰えていくだけです。

特に病気も怪我もしたことのない元気な人は、運動機能が落ちているという自覚はおそらくないでしょう。運動器というのは器用にできていて、完全に壊れてしまうということがありません。背中の丸まったお年寄りを見てもわかるように、筋力が衰えてどんなに背中が丸まっても、完全に歩けなくなるということはなく、なんとかバランスをとって歩けてしまいます。そのため、自分の筋肉の衰えや姿勢の悪化にはなかなか気づけません。実際に痛みが出たり故障したりしないと、運動器そのものを意識することはないのです。

しかし、日常生活ではかからないような負荷をかけてみると、「あ、昔よりも体力が衰えているな」と実感することがあります。

かつて陸上競技をやっていた人なら、「久しぶりにランニングをしたら、昔のように走れなくなっていた」といったことが起こります。ランニングの習慣がある人なら、体力が低下すれば「最近、長く走るのがつらくなってきた」と感じることもあるでしょう。また、学生時代に野球をやっていた人が「久しぶりに草野球で投げてみたら、イメージしていたよりもだいぶ球が遅かった」ということもあるかと思います。趣味で普段からフットサルをやっている人なら「ここのところうまくボール運びができない」と気づくかもしれません。

このように体を動かす機会があれば、体力や筋力が低下していることに気づくきっかけとなります。ここで間違ってはいけないのは、年齢を理由にして「老化だから」で納得しないことです。老化ではなく刺激（負荷）が入っていないので反応ができない。つまり、退化しているると気づくことが大事だと思います。

特に運動をせず、普通に日常生活を送っているだけでは、体にそこまで大きな負荷はかかりません。生活に追われ、仕事に追われているうちに、自分の体力レベルが下がっていることにまったく気づかないまま時が過ぎ……気がついたときにはすでにロコモ予備軍の仲間入り、という事態になってしまうのです。

女性は、見た目の姿勢やプロポーションに常に関心があるので体に対する意識が高いようですが、男性で体を常に意識している人はそれほど多くありません。男性は健康や体形よりも仕事への意識のほうが高い傾向にあるので、「それどころではない」という方が多いのでしょう。しかし、仕事にしか関心のない男性こそが、意識の低さからロコモ予備軍になりやすいと私は感じています。退職してから対策を講じても遅すぎます。

自分の体力、筋力の低下にいかに気づけるか。そして、その気づきに対して、的確なアクションを起こすことができるかどうか。それが、ロコモになるかならないかの、最初の分かれ目となるのです。

運動で10年後の体を今作っている

くり返しになりますが、ロコモの予防は他力本願ではできません。自分で気づき、なんとかするしか方法はありません。

そこで、「曽我式ロコモ予備軍チェック」の項目がひとつでもあてはまった人（もしくは、あてはまらなくてもロコモ予防をしたい人）におすすめなのが、定期的な運動の習慣づけ、及び日常動作の見直しです。

トレーニングというと苦手意識をもつ人が多いかと思いますが、必ずしもハードなトレーニングでなくてはならないというわけではありません。第一章で触れたような日常に潜む〝甘やかし〟を回避する方法もたくさんありますし、第六章で紹介する運動は、トレーニングとは思えないほど簡単な動作のものもあります。

ひとつだけ心掛けてほしいのは、〝現状維持〟ではなく〝プラスα〟つまり〝レベルアップ〟です。体力や筋力は自然と衰えていくものですから、それに対抗するためには多少努力をしないと、以前と同じように体を動かすこと＝若返りはできません。

まずは気づくこと、そして日常生活を変えること。余裕のある人はトレーニングや運動にチャレンジする、といった具合に、ゆっくりステップを踏んでいくなかで、無理のない抗ロコモ習慣ができることが一番だと思います。

余談ですが、現代の日本では晩婚化が進んでおり、医療技術の進化もあって、30代後半や40代で子どもを産む女性が一昔前に比べて非常に増えています。男性も、40代や50代で子どもをもつ人が以前より増えています。

晩婚化や高齢出産は決して悪いことではないのですが、その結果、「授業参観で立っているのがつらい」「子どもの反抗期に耐えられる体力がない」という親も今後増えてくるのではないかと思われます。また、「子どもの成人式や結婚式に杖をついて行かなければならない」「子どもが結婚して孫が生まれても、寝たきりで抱っこができない」などのケースもめずらしくなくなるかもしれません。晩婚化、高齢出産が増えているからこそ、今後ロコモ対策はさらに重視されるべきだと私は考えます。

現代の若者はロコモ予備軍の傾向が強いですから、十数年後、自分の赤ちゃんの面倒を見ながら親の介護をし、自分もロコモ危機であるという人が急増するかもしれません。これは脅しではなく現実的な話で、みんな実はわかっているけど考えないようにしているだけのような気がします。実際、「だから子どもは作らない」という人もいるようです。

そのような社会になることを避けるためにも、みなさんにできるだけ意識を高くもってもらいたいと思いますし、私自身もトレーナーとして、運動する習慣を世の中にもっと浸透させていきたいと感じています。

栄養士の方が、「10年後の体のための食事を今とっている」と表現するのを耳にしたことがあります。10年後の体が健康かどうかは、今日口にする食べ物にかかっているということです。運動器に関しても同じように、「10年後、20年後の体を今作っている」ということがいえると思います。

たとえ今の年齢で、運動している人としていない人の差は小さかったとしても、それが10年後には大きな差を生み出すのです。今、どんな日常生活を送っているかが、10年後の体に大きくかかわってきます。みなさんには、回復力の早いうちに、積極的に運動やスポーツをする習慣をとり入れてもらいたいと願っています。

第三章　ロコモ予備軍にならないための10のポイント

ロコモ予備軍を見破る新チェック法

前章でもお話ししたように、日本整形外科学会の「ロコチェック」では、7つの項目のひとつでもあてはまれば、要介護の一歩手前ということになります。しかし、本来であればさらにその一歩手前、つまり「ロコモ予備軍」であるかどうかを確認することが重要であり、それが健康寿命を延ばすことにつながると私は考えています。

そこで、本書では新たに「曽我式ロコモ予備軍チェック」を作成しました（17ページ参照）。ここにあげた状態はすべて「それを放置してしまうと、いずれロコモになってしまう」という予兆です。項目はあげればもっとありますが、日頃の動作で代表的なものに絞りました。この10のなかに心あたりがあれば、ロコモ予備軍の可能性があると思っていいでしょう。この章では、これらの項目がなぜロコモ予備軍のチェック項目となるのか、ひとつずつ解説していきます。

1　階段の上り下りが前よりつらくなった

駅でも家でも階段で上り下りのときに「しんどいな」と感じる場合には、体力や筋力が低下していると考えられます。

たとえば、駅の階段はかなり長いので、家の階段なら大丈夫という人でも、途中でペースが落ちてしまったり、途中にある踊り場でひと息入れたりしてしまうことがあるかもしれません。以前は平気だったのに、今はつらい。山登りなどをイメージされたほうがわかりやすい方もいるでしょう。

階段の上り下りというのは、股関節やお尻、太腿など下半身にあるさまざまな筋肉を使います。片足運動のくり返しになるためバランスも大事で、体幹の筋肉も使われます。これらの機能が低下すると、階段の上り下りがキツいというサインとなって現れます。ロコモ予備軍の象徴的な症状といっていいでしょう。

一定のペースを保って上り下りできるかどうかも、重要なチェックポイントとなります。ペースを維持するためには、筋肉にある程度の耐久力（持久力）があるかどうかが問われます。

駅では、エスカレーターやエレベーターしか使わないという人は、試しに階段の上り下りをして、もし少しでもつらかったら、これからはできるだけ階段を使うように心掛けてください。慣れてくる頃には、筋肉もついてくるはずです。

子どもの頃は、学校や駅の階段をよく一段飛ばしで駆け上がったものです。さすがに大人になると、よほどのことがなければ一段飛ばしはしないかと思いますが、それでも出勤や待ち合わせなどで急いでいるときなどは、階段を駆け上がることもあるのではないかと思います。

大人になってから、試しに一段飛ばしで階段を上ってみると、「こんなにも疲れるものか」「こんなにも体は重いものか」という感覚に襲われる方もいると思います。最後まで駆け上がれたとして、呼吸の乱れがしばらく止まらないなどということも。子どもの頃にポンポンと駆け上がっていたイメージとは、大きくかけ離れた現実が待っているはずです。

駆け上がる場合、特に一段飛ばしのときは大股になりますから、普通に歩いて上るときよりも股関節はさらに大きく動き、それ以外の筋肉もいつも以上に動きます。また、ポンポンとテンポよく階段を上がるためには瞬発力も必要です。全体的に体力や筋力が低下していると、瞬発力にも衰えが出てきます。

駆け上がるという行為は、走る行為とはまた違った種類の負荷がかかります。運動器に異常がなく、階段の上り下りが無理なくできるようであれば、体力チェックも兼ねて試してみることをおすすめします。

駆け上がるのとは逆に、階段をゆっくり上っているにもかかわらず、途中でつらくなって歩みを止めてしまったり、息があがってしまったりする方もいます。40代以降の方では心あたりのある方も多いのではないでしょうか。

この場合には、階段を使うときに必要な筋力がかなり退化している可能性が考えられます。駅のような長い階段だけでなく、家の階段でも億劫に感じる場合には、今すぐに対策が必要です。

一方、階段を下りるときのチェックポイントは、足元を気にせず下りているかどうかです。足元が怖くなるのは、体の軸となる部分の安定性が低下している、もしくは、膝関節や股関節になんらかの痛みや不安定さを感じるからです。それが原因で内股（もしくはガニ股）になるなどして、膝周囲の筋肉でしっかり安定することができず、体を支えられなくなっている方が多く見受けられます。

そのまま放置しておくと、ロコモ予備軍を通過してすぐロコモ患者になる可能性が高いと思われます。まずは平地を歩くときに、踏み出した足の足首の真上に膝と股関節がきているかどうか確認し、できていなければその練習をするようにしてください。第五章で紹介するランジというトレーニングも効果的です。

2　坂道を一定のペースで上ることができない

坂道を一定のペースで上れるかどうかも、ロコモ予備軍の判断基準になります。これは、階段を一定のペースで上れるかどうかと同じ原理ですが、坂道の場合は階段よりも長いことが多く、それにどれだけ耐えられるかがポイントとなります。

どの程度の勾配かにもよりますが、目安としては、ゆるやかな傾斜の坂を50〜100メートルほど上るとペースが乱れる、きつくなる、腰や膝が痛くなってしまう、息があがってしまうという場合には、この項目にチェックが入ります。

「きつくなる」の判断基準としては、気がつくと足元を見ていることがあげられます。坂道を上るときに足腰が疲れてくると、正面（坂の上の方向）を見続けることがしんどくなってきます。これは、筋力不足によって姿勢をまっすぐに保つのが難しくなってくるからです。

坂道を歩いたり、階段を上り下りしたりするのは、とてもエネルギーのいることです。平坦な道でウォーキングするのと、ゆるやかでも傾斜のある道でウォーキングするのとでは、消費エネルギーも使う筋力もかなり変わってきます。すでにウォーキングを日課としている人は、坂道や階段などをとり入れ、少し負荷を大きくしてみるといいでしょう。

3　30分ほど歩き回っていると、どうしても休みたくなる

買い物でも散歩でもかまいません。30分ほど歩き回ったとき、爽快感を得るでしょうか。それとも、疲労感があるでしょうか。

30分、目的なく歩くことを想像しただけでも億劫に感じる人は、すでに疲労を感じた経験があるのかもしれません。その場合は、重度のロコモ予備軍といっていいでしょう。

疲労したと感じる人は、全身的な疲れを感じる場合と、膝や腰などにだるさや痛みが出てくる場合があります。いずれにしても、30分歩くという行為から爽快感を得られない場合は、筋力が低下しているか、運動器の疾患になる可能性もあるでしょう。

友達同士で買い物などに出かけたとき、「ちょっと休んでお茶しない？」とすぐ提案する人がいたら、ロコモ予備軍の傾向があります。特に体を酷使していないのに「疲れた」「休みたい」を連発する人は、明らかに体力が衰えていますので、運動習慣をとり入れることを強くおすすめします（貧血などの疾患があるか調べることも大事です）。

みなさんは、一日のうちどれくらい「歩く」という動作に時間を割いていますか？

ロコモ対策としては、できれば一日１万歩は歩くことに費やしておきたいものです。万歩

計をつけて厳密に測ることまではしなくてもいいですが、一日だいたい1万歩約7キロ（100分）の道のりを歩くことが理想です。

都心に住む人は、生活環境にもよりますが、比較的歩く機会が多いのではないでしょうか。ただ、それでも駅までの道のり、駅から会社までの道のりなどにかぎられてしまうでしょう。地方に住む人の多くは、車生活ですから、積極的に歩く機会を設けなければ、筋力はどんどん退化していってしまいます。

スポーツウェアを着てスニーカーを履いてウォーキングをするべきというわけではありません。よくいわれることですが、1駅先まで余分に歩く、自転車やタクシーを使わずに歩くというレベルでも十分だと思います。

「わかってはいるけれど、なかなかできない」というのが、多くの人の本音だと思います。しかし、日常生活においては一番シンプルで簡単にできるロコモ対策です。私の患者さんでも、最初は億劫に思っていたものの、気がついたら乗り物に乗るよりも歩くことを選ぶようになっていたという人が多くいます。歩く習慣をつけるなかで筋力や体力がつけば、自然と歩いてみようと思うようになります。

4　水たまりをまたがずに、横に避けて通る

雨があがった後には、大小の水たまりが道に残っています。1メートルくらいの大きな水たまりを避けて歩くのは当然ですが、頑張ればまたげる、もしくはジャンプして飛び越えられる程度のものでも横に避けてしまう人は、どうして避けてしまうのか、まずその理由を考えてみてください。

水たまりを飛び越えるために必要な筋力や瞬発力に自信がなく、ちゃんと飛び越えられるか不安だからでしょうか。それとも、飛び越えるのが単に面倒だからでしょうか。おそらく、理由はこのふたつともだと考えられます（女性の場合は、スカートをはいているからという理由もあるかもしれません）。

不安である、面倒であるというのは、潜在的に筋力の低下を感じているという証拠です。この「不安」や「面倒」が、ロコモ予備軍への入り口となってしまいます。不安だからやらない、面倒だからやらないといっているうちに、筋力の低下はどんどん加速していきます。

ほかにも、なんとなく段差のない駅のスロープを選んでいる、ものをとるときに面倒だから人に頼む、ものを持ち上げるときに不安だから人に頼むなど、なんらかの楽をしていない

でしょうか。これを機に日常生活を振り返ってみてください。

5　椅子に座るときに、ドサッと座ることが多い

ソファや椅子に腰かけるとき、体を預けるようにしてドサッと座っていませんか。

もちろん、仕事から帰ってきて疲れているときや、ようやく家事を終えてリラックスしたいときなどであれば、そのように座ることもあるでしょう。しかし、特に疲労感がないときでもドサッと座るのが習慣になっている人は、自覚がなくても潜在的に体が疲労を感じているのかもしれません。つまり、全身を支える筋力がいつのまにか低下しているということです。

これはほとんど無意識で行っている行動なので、改めて振り返ってみないとわからないかもしれません。反対に、いい姿勢を保ったまま、音を立てずにすっと座ることができるか、それを試してみてください。この動きはスクワット運動の下がる動きとほぼ同じメカニズムで、お尻や股関節の筋肉、そして体幹などを総合的に使うことになります。これらの筋肉が衰えていると、下ろす動作で働く股関節周囲の筋力が自分の体重と重力に耐えきれず、最後にドサッと体重を預けることになってしまうのです。

ものにつかまらずに、いい姿勢を保ったまま椅子に座ってみてつらいと感じた場合は要注意です。特に若い世代でこの項目があてはまった人は、積極的に股関節やお尻の筋肉の強化に励んでほしいと思います。第六章ではスクワット運動を紹介しているので、ぜひ試してみてください。

6 重いものを持つとき慎重になる

たとえば、本がたくさん詰まった大きな段ボール箱があるとします。それを、ためらうことなくひょいっと持ち上げることができるでしょうか（女性はもう少し軽いものをイメージしてもいいかもしれません）。

重いものを持つ動作では、足腰に加え、腕や背中の筋力が重要になります。これらの筋力が弱っている感覚があると、重いものを持つときに不安を感じ、つい持ち方を慎重に考えてしまうものです。

人を含む動物には「支持基底面」というものがあります。これはその名のとおり、体を支持するための基礎となる体の底面です。人間の場合は、足を軽く開いた状態で立ったとき、台形のようなかたちになります。

持っている荷物がこの支持基底面の中心に近づけば近づくほど、体は楽に感じます。たとえば、トートバッグなどを手に持つよりも肘にかけるほうが支持基底面の中心に近いため、軽く感じます。肩にかけると、中心により近づくためさらに軽く感じます。胸の前でバッグを抱えれば、ほぼ中心にくるので、重さはほとんど負担になりません。つまり、重い段ボール箱を体に密着させて抱えるようにして持てば比較的軽く感じ、腕を伸ばして持てば重く感じるということです。腕を伸ばして持てる人は筋力が強いということになります。

7　座っているとき、気がつくと猫背になっている

この項目は、若い世代でもあてはまる人がたくさんいるのではないかと思います。私の治療院では初回にくわしくカウンセリングを行いますが、最初は姿勢を正して座っていても、時間がたつにつれてだんだん猫背になってくる患者さんがたくさんいます。

カフェや電車などであたりを見回してみると、ほとんどの人が猫背の状態で座っています。スマートフォンをいじったり読書をしていたりするので、自然と猫背になってしまうことが多いようです。

猫背にはいろんな原因がありますが、背中や腰などうしろ側の筋力が低下して骨盤が後傾

（腰が丸まる）し、そのバランスをとるために背中が丸まる、または体幹全体の筋力が弱って体を支えきれず、一番楽な姿勢をとるというケースが多いと考えられます。

猫背は体幹がしっかりしていないので、脚のゆがみを引き起こすこともあります。重度になれば、膝や股関節の疾患にもつながります。

意識しないと姿勢が崩れてしまう人は、まず体幹力をつけることをおすすめします。体幹力のつけ方やその重要性については、第四章で解説していきます。

8　電車で降りる駅が近くても座ってしまう

混雑した電車に乗っているときに、座席の争奪戦をよく見かけます。たまに、先ほど激しい戦いを制して着席したばかりの人が、ほんのひと駅、ふた駅で電車を降りるという光景を目にします。その所要時間は、たったの3～4分です。おそらく、時間に関係なくどうしても座っていたかったのでしょう。

電車で立つのが嫌な人というのは、立っていられないほど疲れているか、電車の揺れに耐えられないかのどちらかであると考えられます。疲労は別として後者は筋力が足りなくて体を十分に支えることができなくなっている状態です。特に、降りる駅が近くても座っていたいという場合は、ロコモの一歩手前まで来ているほど筋力が退化している可能性がありま す。

すぐ降りるなら立っていてもいいのでは？　とまではいいませんが、足腰に問題がなければ、電車のなかで揺れに耐えながら立つのもよいトレーニングです。また、できそうな人は試しにつり革なしで立ち続けてみてください。ぐっと腹圧をかけて（腹圧のかけ方は第五章で解説します）体幹を安定させると、つり革を持っていなくても揺れのなかで体を支えることができます。ひと駅分チャレンジするくらいでもかまいません。ただし、万が一バランスを崩すとまわりに迷惑がかかりますので、周囲に気をつけてトライしてみてください。

9　つい手すりにつかまってしまう

手すりについては第一章でも触れましたが、手すりを使っているかどうかは、日常生活でいかに体を甘やかしているかの判断基準になります。

みなさんの家には、トイレやお風呂、階段に手すりが設置されているでしょうか。そして、無意識にその手すりを使っていないでしょうか。

くり返しになりますが、まだ機能できる筋肉があるのであれば、それを十分使ってください。使わなくなれば筋肉はどんどん衰えていきます。転倒が不安でなく、手すりがなくても立ち上がれる、階段を上れるくらい元気であれば、手すりはできるだけ使わないようにしましょう。

手すりではなくても、靴を履くときに壁に手をあてたり、机に手をついて立ち上がったりと、無意識に行っている甘やかし行為は少なくないと思います。ただし、人はそれを無意識にやっていることが多いため、なかなか改善することができません。この項目にチェックが入った人は、日常でどれだけ「つかまること」に甘えてしまっているか、これを機に生活のなかに隠された習慣動作を振り返ってみるといいでしょう。

10 寝ても体の疲れがとれない

若い頃はどんなに夜遅くなっても翌日は元気に仕事ができたのに、最近は朝起きるのがつらい――30代を過ぎたあたりから、そのようなことを感じるようになった人も多いのではないでしょうか。

オリンピックなどで活躍するトップアスリートも、30歳を節目に体力の変化を感じるようです。以前は休みが短くても回復していた体が、しっかり休養日をとらないと回復しないようになってくるのです。そう感じたアスリートは、フォーム改造にとり組んだり、新たな筋力トレーニングをとり入れたりなど、なんらかの工夫をしてパフォーマンスの維持、もしくは向上を目指します。

一般の方々も、若さを保つこと、以前と変わらない健康を維持することを考えるならば、生活習慣を改善する、運動をとり入れるなど、工夫をしなければいけないということです。

また、睡眠の質が悪いために体を十分休めることができず、回復できないということも考えられます。日中に体を動かしてアクティブに過ごせば、眠りの質は改善されます。翌日を快活に過ごすためにも、活動量を増やして睡眠の質を上げることをおすすめします。

以上の10項目が、「曽我式ロコモ予備軍チェック」です。みなさんは、いくつあてはまったでしょうか。これらのチェック項目には入れませんでしたが、ほかにも日常生活の動作でロコモ予備軍診断ができるポイントがいくつかあります。

●第一章でも触れましたが、自転車に乗っていて前から人が来たときなどに、ブレーキをかけながらバランスをとることができず、すぐに止まって降りてしまう場合。これもロコモ予備軍によく見られる動作です。全身の筋力が落ちているため、体をバランスよく支える（維持する）ことができない状態です。

●日常生活の動作以外でも目安になることがあります。たとえば、高いところにあるものにジャンプしてタッチしようとしたときに、思ったより高くジャンプできなかったということはないでしょうか。若い頃はもっと高いところまで届いたのに届かないという経験がある人もいるのではないかと思います。

ジャンプという運動は、大人になると日常生活ではなかなかしないものです。久しぶりにやってみると昔との違いに気づくかもしれません。

これは、足腰の筋力の低下、脚力の低下を顕著に表しています。また、ジャンプし続けるというのも意外と体力がいるものです。ラジオ体操の跳躍や縄跳びがそれにあたります。子どもの頃は縄跳びで50回、100回と跳べたものが、大人になると息があがってできない、リズムよく続かない、膝が痛くてできないということがよくあります。機会があれば体力テストを兼ねて縄跳びにトライしてみるといいでしょう（エア縄跳びでもよいです）。

●腕立て伏せや腹筋が1回もできない、前屈しても手の指が床につかないほど体が硬いといったことも、ロコモ予備軍の傾向として考えられます。ロコモ予備軍にならないためには、腕立て伏せや腹筋など家でできる簡単な運動は、どれも10回くらいはできるようにしておきたいですし、ある程度体の柔軟性はつけておきたいものです。

10個のチェック項目、及びこれらの動作に心あたりがある場合は、ぜひ本書で紹介するトレーニングにチャレンジしてみてください。今日からでも、刺激を与えれば体は少しずつ生まれ変わってくれます。焦らずじっくり続けてやっていきましょう。

第四章　抗ロコモの鍵は「体幹」にある

姿勢を支える筋肉「抗重力筋」

第三章までは、日常生活においてどんな動作がロコモの原因になるかについてお話ししてきました。ここからは、「どうしたらロコモを予防できるか」をテーマに述べていきます。

これまで「全身の筋力の低下」という表現を何度も使ってきましたが、それはどういうことなのかをまず解説します。

全身の筋肉とは、文字どおり全身にある筋肉のことですが、体を支えるにあたって特に重要な筋肉というものが存在します。それは、重力に対して姿勢を維持するために必要な筋肉のことで、「抗重力筋」といいます。筋肉の名前でいうと、首にある胸鎖乳突筋《きょうさにゅうとつきん》、背中にある脊柱起立筋《せきちゅうきりつきん》や僧帽筋《そうぼうきん》、お尻にある大臀筋《だいでんきん》、腿の前側にある大腿四頭筋《だいたいしとうきん》、お腹にある腹直筋《ふくちょくきん》や腸腰筋《ちょうようきん》、ふくらはぎにある下腿三頭筋《かたいさんとうきん》などがそれにあたります。

もちろん、抗重力筋以外の筋肉も重要ですが、抗重力筋にしっかり筋力がついていれば、姿勢はある程度正しく保つことができます。逆に、抗重力筋に筋力がついていないと、重力に負けてしまい、まっすぐ立つことが難しくなってしまいます。

ロコモ予備軍の人は、抗重力筋全体が弱っているか、どこか一部が弱って全身の筋肉のバランスが崩れている可能性があります。そのために猫背になったり、腰が丸まったり、膝や股関節の機能が発揮できなくなったりします。それが「立っているのがしんどい」「長時間歩くのがしんどい」「階段の上り下りがつらい」という症状を引き起こしていくのです。

ロコモを予防するためには、まず抗重力筋をバランスよく鍛えることが重要です。そして、抗重力筋を鍛えることによって姿勢がよくなると、若々しく見えるというおまけまでついてきます。

第六章には、抗重力筋をバランスよく鍛えるための簡単な運動法があります。私の治療院に来る患者さんにも同じような運動を指導しています。ただし、一般の方がマンツーマンの指導なしで正しく運動を行うのはなかなか難しいものです。自己流になってしまえばせっかく運動をしても効果が出ないこともあります。

そこで、本章と次の第五章では、どこを鍛えればいいか、運動の効果を左右するポイントなど運動以前に覚えておいてほしいことや、注意すべき点について解説していきます。これらのポイントをしっかり押さえておかないと、「運動したつもり」なだけであまり効果がありません。できるだけ嚙み砕いて説明しますので、日々の運動に活かしてほしいと思います。

「体幹を安定させる」が絶対基本

まず、みなさんにお伝えしたいのが「体幹」の重要性です。

みなさんも体幹という言葉は聞いたことがあるかと思います。サッカーの長友佑都《ながともゆうと》選手が体幹トレーニングをとり入れていることが話題となり、この言葉はここ数年でかなり一般的になりました。

日本のトレーニング界では、10年ほど前にストレッチポールというトレーニング器具が登場した頃から体幹の重要性が注目されています。体幹を使うピラティスは100年近く前からありますから、その重要性はかなり昔から指摘されてきたと考えられます。

体幹というと、みなさんは腹筋だけのことを思い浮かべるのではないでしょうか。しかし、スポーツ界においては、体幹は「頭と四肢（両手両足）を除いたすべての部位」といわれています。ざっくりいえば手足を除いた部分ということです。そこにはもちろん、胸やお腹（前側）だけでなく背中やお尻（うしろ側）も含まれます。つまり、体幹トレーニングとは単なる腹筋運動ではなく、骨盤、背骨、肋骨（胸郭）、肩甲骨と、その周囲をとり巻く表層・深層の筋肉（アウターマッスルとインナーマッスル。これについては後述します）を鍛えることなのです。

体幹は体の土台、そして体の動きの軸（動きの芯となる重要な部分）であり、体幹が安定していることは抗重力筋の安定、つまり姿勢の安定につながります。ですから、普段の生活動作において非常に重要な役割を担っているということです。

姿勢が安定すれば四肢の動きも効率がよくなり、上手に手足を操ることができるようになります。それによって動きのロスも少なくなり、動きのスピードもアップします。このような効果が期待できることから、体幹を鍛えることがアスリートたちのあいだで当たり前のようにとり入れられるようになったのです。

反対に体幹が弱ければ、すべて逆のことが起こります。抗重力筋の機能が弱まり、姿勢を正しい位置で支えることができなくなると、猫背を代表とする悪い姿勢を誘発してしまいます。内股で歩く女の子も、原因をたどると体幹が鍛えられていない（働いていない）というわけです。第六章で紹介する運動を行う際にも、まず体幹が安定していることが前提となるので、体幹を安定させるテクニックを次章で紹介したいと思います。

風の強い日に、枝葉が激しく揺れ動いていても幹がしっかり安定している木はびくともしません。体幹が安定しているというのは、まさにこのような状態のことです。突然背中を押されても、段差でうっかりつまずいても、体幹が安定して体を支えられていれば派手に転ぶようなことはありません。

着物を着ると、すっと姿勢がよくなるのを感じるかと思います。それは、ちょうど体幹を帯でしっかり締めているからです。帯がなくてもこの部位が安定していれば、姿勢はいつでもよい状態に保てるということです。

また、体幹のなかでも「コア」と表現される部位があります。明確な定義はありませんが、体幹を安定させるうえではもっとも大切であると私は考えています。具体的には、へその下あたりにある「丹田」と呼ばれる場所です。

丹田は体の重心がある場所なので、体幹のなかでも特に中心となる軸と考えていいでしょう。武道では昔から、丹田を意識することを指導されるそうです。日常生活はもちろん、武道にとっても効率のいい動きは丹田を意識することから始まるという意味でしょう。

重心のある丹田にぐっと力を入れることができれば、体幹の安定につながります。力の入れ方については次章でくわしく解説しますが、本書で紹介する運動は「体幹を安定させて行うこと」が絶対条件となるということを、まずは覚えておいてください。

アスリートに見る体幹のメリット

体幹がいかに重要であるかについて、もう少し解説していきたいと思います。私がこれまで携わってきたアスリートの世界から、いくつかヒントになる話をピックアップしていきましょう。

体幹が安定していると、アスリートにはどんなメリットがあるのでしょうか。

まずは陸上（ランニング）を例にあげてみましょう。体幹が安定すると骨盤まわりも安定し、下肢を自在に操れるようになるので、体重移動が上手にできるようになります。それによって動きの土台に安定感が出るため、スムーズに推進力を生み出せます。

ゴルフでは、一連のスイング動作がブレなくなります。これは体の軸が安定するためです。また、下半身の力をクラブに効率よく伝達できるようになり、飛距離が伸びます。可動域も広がり、しなやかで美しいスイングになります。

サッカーやフットサルでは方向転換のスピードが上がり、シュートやディフェンスなどの動きが楽になります。下半身の安定は、繊細なフットワークを生むでしょう。

テニスでは足を踏み込む力が強くなり、安定したフォームで強力なボールを打てるようになります。下半身の安定により、相手のボールにすばやく対応できるようになります。

このように、体幹が安定することにより、四肢を上手にコントロールできたり、重心がブレなくなったりするため、結果としてパフォーマンスそのものを向上させることができます。また、体幹を強化することにより、動作の変な癖を修正することもできます。

一般の方でも、体幹が安定しているだけで、立つ・歩く・走るといった普段のあらゆる生活動作が効率よくできるようになるので、アスリートにかぎった話ではありません。また、ロコモ予防のための運動も正しく効果的に行えるようになります。抗ロコモのためには、まず体幹の強化が必須であり、最初の重要なステップであると考えてください。

その筋肉の鍛え方は勘違い！

筋肉には、大きく分けてアウターマッスルとインナーマッスルがあります。アウターマッスルとは表層についている大きな筋肉のことで、インナーマッスルとは体の内部、つまり深層にある筋肉のことです。

お腹にある筋肉を例にあげてみましょう。腹部には、「腹直筋」「腹横筋《ふくおうきん》」「腹斜筋《ふくしゃきん》」の3種類の筋肉があります。「腹斜筋」には「内腹斜筋」と「外腹斜筋」があります。

一般的な腹筋のイメージは腹直筋です。これは体の前側にあり、一番表層にある筋肉です。お腹が板チョコのように6個に割れているのを「シックスパック」といいますが、それは腹直筋のもともとの形です。どんなに太っている人でも腹直筋はちゃんと割れています。シックスパックがあるかどうかは、皮下脂肪が少なくて見えるか、多くて見えないかだけの違いです。

腹斜筋は、腹直筋の両サイドに斜めに走っています。外腹斜筋が外側、内腹斜筋が内側を、それぞれ違う角度で走っています。「横っ腹」「脇腹」というのはこの部位のことをいいます。

腹横筋は、腹直筋と腹斜筋の奥にある筋肉です。コルセットのようにお腹をぐるりと巻いている筋肉です。

もうおわかりかと思いますが、腹部の筋肉だと、腹直筋がアウターマッスル、腹横筋、腹斜筋がインナーマッスルとなります。体を鍛えるときは、アウターとインナーをバランスよく鍛えることが重要です。いくら腹直筋が姿勢を支えるのに重要な抗重力筋だからといって、そこだけを鍛えていてはダメなのです（抗重力筋は必ずしもアウターマッスルだけではありません。インナーマッスルも含みます）。

アスリートは、インナーマッスルを鍛えることで体の安定や操作の能力を向上させ、アウターマッスルを鍛えることでダイナミックなパフォーマンスができる能力を養います。インナーマッスルだけを鍛えていても、スポーツ競技のような過酷な動きはできませんし、アウターの筋肉だけをつけると体が自由に操れなくなるために怪我をしやすくなります。インナーとアウターのバランスをよくすることによって、細かいパフォーマンスの能力も上がるのです。

重い負荷を使ったウエイトトレーニングで、アウターマッスルをつけて体を大きくしたものの、四肢が操れなくなって怪我をしてしまい、そのまま引退した選手も過去に何人かいます。体を大きくしてもインナーまでバランスよく鍛えられていれば、体は上手に操れます。アメリカのメジャーリーグに所属するダルビッシュ有投手は、昔に比べるとずいぶん体が大きくなりましたが、インナーマッスルもきちんと鍛えられているので、体をしっかり「自考自操」（思いのままに操る）できている代表例だと思います。

室伏選手の赤ちゃんトレーニング

体幹にはアウターとインナー両方の筋肉がありますが、体の安定や四肢の操作のためと考える場合は、まずインナーのほうに着目するといいでしょう。

自分はウエイトトレーニングで筋トレしているから大丈夫、と安心している人もいるかもしれません。もちろん、抗重力筋を鍛えるためにはそのようなトレーニングも必要ですが、それだけだと自考自操することが難しくなってしまうので、これを機にインナーマッスルの存在にもぜひ意識を向けてみてください。

ちなみに、赤ちゃんはインナーマッスルをとても上手に使っています。赤ちゃんは体の外側や四肢に十分な筋肉がついていないので、もともと備わった最低限の力ではいはいをしたり、寝返りを打ったりします。実際に赤ちゃんの動きを見てみると、とても効率のよい動きをしています。

実は、赤ちゃんの動きはアスリートのトレーニングにもとり入れられています。みなさんもご存じ、陸上の室伏広治《むろふしこうじ》選手は、チェコ共和国のパーヴェル・コラー博士の理論に基づいた「赤ちゃんトレーニング」と呼ばれるものを採用していたそうです。

インナーマッスルだけが大切という意味ではなく、両方のバランスがとれていることが大事です。第六章の運動は、自らの重量を使ったものばかりですが、それを使うことによって、アウターとインナーにバランスよく負荷を与えることができます。

「自考自操」の能力をアップする

オリンピック選手が集まるトレーニング施設などで、故障後のリハビリをしている選手を見かけると、だいたい体幹トレーニングを行っていることが多いように思います。

ある選手は、アキレス腱を怪我したにもかかわらず、体幹を鍛えていました。話を聞いてみると、「体幹が弱かったので怪我をした。くり返さないために体幹を鍛えています」とのことでした。でも実際に、彼をはじめとするトップアスリートには、体幹が弱い人などほとんどいません。体幹の筋肉自体は強いのに、ある動作のときに手足と体幹がうまく連動できないなどの理由で動きに誤差が生じ、そのしわ寄せが怪我を引き起こしていることもあります。

ここで気をつけなければならないのは、体幹は「固定」するのか、それとも「安定」させるのかということです。私は、体幹を「安定」させるという表現を用いています。なぜなら、体幹は「固定」してはならないと考えているからです。

よく「体幹を鍛えています」という人で、確かに体幹の筋力はあるのですが、「体幹がブレない」というのを、「体幹自体をガチガチに固めること」と勘違いして、四肢に運動を伝えきれていない人がいます。体幹を固めた状態でバランスをとるトレーニング（＝耐えるトレーニング）ばかりやっていると、その傾向が強くなってしまいます。

たしかに、姿勢を正しく保つだけであればそれでもいいのかもしれませんが、人間は動く生き物ですから、全身を自由自在に動かすための連動性、つまり四肢を自由に操るための「自考自操」の能力を向上させなくてはなりません。体幹がガチガチの状態では、その能力をつけるのは難しいと思われます。ですから、体幹がブレないように意識しながら四肢を動かすようなトレーニングをするのがとても重要なのです。

本書のトレーニングは、抗重力筋を鍛えるとともに、体幹を安定させて四肢を動かして機能させるものばかりですので、やっているうちに「自考自操」の能力が自然と身についていきます。

「固定」か「安定」か。これはイメージの問題で、言葉遊びのように思えるかもしれませんが、体幹はあくまで安定させるものであって、固めるものではありません。体幹を鍛えることにおいて「固める」「固定する」という印象がある場合は、今すぐそれを忘れてください。

人間の体はほとんどの場合動いているので、常にアンバランスな状態です。そのなかでいかにバランスをとれるか、それが効率のよい体の使い方の鍵となります。

たとえば、歩いているとき体は、常に前後左右にアンバランスな状態です。その状態でバランスをしっかりとって歩けるかどうか。誰かとぶつかったときに一瞬アンバランスの状態になりますが、そこでバランスをとって体を立て直すことができるかどうか。サッカーでは選手同士のコンタクトが多いですが、どんなに強いコンタクトでも倒れないでいられるか、すぐに姿勢を立て直せるかが、レベルの高い選手の特徴です。

人の行動は、すべてそのようなアンバランスな動きのなかで起こります。連動性が習得できていなければ、アンバランスのなかでバランスをとることはできません。連動性を得るためには、体幹はガチガチに「固定」するのではなく、四肢がいつでも動ける状態に「安定」させておかなくてはいけないのです。

見た目重視の筋トレとの違い

すでにフィットネスクラブなどに通って、筋力トレーニングを習慣的に行っている人もいるかもしれません。その多くが、ダイエットやシェイプアップを目的としているのではないでしょうか。

ダイエットとシェイプアップも厳密にいえば違うものです。ダイエットはトレーニングと食事とを組み合わせて減量を目指すもの、シェイプアップは体を引き締めたり、筋肉を綺麗に整えて見た目をよくするものです。どちらか片方を目的にすることもできますし、相乗効果を利用して両方同時に目指すこともできます。

ひとつ覚えておくべきことは、これらを目的としたトレーニングは、ロコモ予防のために行うトレーニングと、共通するものはあっても少し違う種類であるということです。

くり返しになりますが、ロコモ対策のトレーニングは、抗重力筋など姿勢を支える筋力を鍛えることから始まり、自分で考えて自分で体を操れる（自考自操）ように、体の機能を高めていきます。最終的には無意識にスムーズに動けるようになることが目標となります。

ダイエットで無理な食事制限をすると、筋肉のほうが脂肪より先に落ちるので、全身の筋量が足りなくなってしまうことがあります。当然、抗重力筋の量が少なくなる可能性も高く、姿勢をしっかり支えることにも影響しかねません。

シェイプアップのため、もしくは筋肉を大きくしてマッチョになるために重い負荷を使ったトレーニングを行っている男性の場合は、アウターの筋肉ばかりを刺激してインナーに刺激が入っていないことがよくあります。すると、体幹が安定せず、四肢を上手に操ることができなくなってしまいます。

モデルのようにシェイプされた女性や、マッチョな肉体の男性は見た目はいいですが、トレーニングがそればかりに偏りすぎていると、なんらかの故障や不具合を引き起こしてしまうこともあります。見た目重視のトレーニングは、決して無意味とはいいません。しかし、必ずしもロコモ予防につながるわけではないということを覚えておいてほしいものです。

ちなみに、お尻を左右に振って歩くモデルウォークも、見せるためのウォーキングテクニックであって、人間の体に合った機能的なものではありません。

モデルのようにシェイプされた体になりたい、モデルのようにかっこよく歩きたいという人も、まずは体を機能させることに着目してみてください。シェイプアップ目的のトレーニングだけでは機能はあまり向上しませんが、機能を向上させるトレーニングを行うと、見た目は確実にシェイプされていきます。

ここまで、運動をする前に知っておいてほしいこと、特に体幹の重要性についてお話ししてきました。次章から、体幹を安定させるテクニックについて解説していきましょう。

第五章　運動の効果は「呼吸」「腹圧」「骨盤」で決まる

体幹を安定させるテクニック

くり返しますが、体幹を安定させることによって姿勢がよくなり、四肢（手足）も上手に操れるようになります。体幹を安定させる運動がしっかりできないと、どんな運動を一所懸命しても効果がないことは、前章までの説明でほぼ理解していただけたと思います。

それでは、実際に体幹はどうやって安定させるのでしょうか。

ポイントは、3つあります。

1 「呼吸法」を使って肋骨の動きをコントロール（意識）する。
2 お腹にぐっと力を入れて「腹圧」を上げる（下腹部に適度な緊張感をつくる）。
3 「骨盤」をニュートラルポジション（骨盤と腰椎をセットで考える）で安定させる。

この3つのポイントは、どんな運動をするときでも必要な準備動作となります。これまで行っていたトレーニングも、この3つを体得することで、本当の効果を実感できるでしょう。

また、日常生活でこの3つを習慣化することは、体幹が安定するので十分抗ロコモとなります。

本章ではどうしたら3つのポイントが操れるかを説明します。3つの動作を同時に行えることを目指しますが、最初のうちはどれかひとつを意識することから始めてみてください。

さらに、この章ではこれら3つのポイントに加え、正しい姿勢とはなにか、正しい歩き方とはなにかについても触れていきます。この章で、抗ロコモ習慣の基礎をつくりましょう。

1　「呼吸」で肋骨を動かす

それでは、まず「『呼吸法』を使って肋骨の動きをコントロール（意識）する」について説明していきます。

呼吸法には、「胸式呼吸法」と「腹式呼吸法」があります。普段どちらをやっているのかは人によって違いますが、男性は腹式呼吸の人が多く、女性は胸式呼吸が多いようです。

意識せず行っている呼吸ですが、実は自律神経と深い関係があります。たとえば、深くゆっくりと息をするだけで、リラックス時に働く副交感神経がスムーズに働き、ホルモンの分泌や免疫の働きが安定してきます。しかし、浅い呼吸を続けていると、この仕組みが狂い、副交感神経の代わりに、緊張したときに働く交感神経ばかりが優位に働くようになります。浅い呼吸は脳や自律神経に悪い影響を及ぼし、ストレスをますます増幅させてしまいます。ヨガでも呼吸を重視しているのは、こうした影響が以前より体験的に証明されていたからでしょう。

【腹式呼吸法】

さて、本来の自然な呼吸は、腹部を膨らませる腹式呼吸です。腹式呼吸をするときのコツは「吸って吐く」のではなく、「吐いて吸う」という順序を心がけることです。

息は、鼻で吸って、吐くのは鼻でも口でもかまいません。息を吸ったときにお腹に空気が入るのをイメージしてお腹を膨らませます。吐くときはお腹が小さくなります。

腹式呼吸法では、肋骨に大きな動きはありません。お腹に手をあててみると、呼吸に合わせてお腹が上下するのがわかります。わかりにくい場合はうつ伏せで行うのもよいでしょう。

吸うときは横隔膜が下がり、へそのあたりが膨らみます。吐くと横隔膜が上がり、お腹が薄くなります。

【胸式呼吸法】

胸式呼吸は、名前のとおり胸郭の運動による呼吸で、肋骨が開閉します。息を吸えば肺が広がるので胸郭も当然広がります。肋骨を手のひらで触れてみると、広がる感じがわかると思います。

胸式呼吸を行ってみましょう。鼻で吸って、吐くのは鼻でも口でもかまいません。籠状になっている肋骨が広がったり縮んだりするのを意識してください。実際に、肋骨の下の部分、みぞおちあたりに手をあてて呼吸すると、肋骨が動くのがわかると思います。

吸うときには、背中を不自然に反らせたり、肩を上げたりしないようにします。また、顎は軽く引いてください。肩や顎にへんに力が入ってしまう場合は、うつ伏せで行うとうまくできると思います。

肋骨が広がったり縮んだりするのを感じられなかった人は、肋骨が固まっている可能性があります。胸式呼吸をくり返して、肋骨に柔軟性をもたせるようにしてください。肩や首、背中がこっている人は呼吸が浅いため、肋骨が動かずに固まっていることが多いのです。呼吸で肋骨を動かすことによって、肩こりや背中の張りが緩和されることもあります。また、階段を駆け上がったときに息が苦しくなることも少なくなります。

肋骨の広がりや収縮を感じにくい場合は、次ページの下のイラストのように、肋骨の下のほうを紐で巻いて深い呼吸をしてみるとコツがつかみやすいと思います。

できるだけ大袈裟に息を吸ったり吐いたりしてみましょう。息を吸えば紐が広がり、吐けば狭まります。「3カウントで吸い、5カウントで吐く」をくり返して、練習してみてください。

呼吸法では、腹式と胸式で体幹を安定させるために必要なのはどちらかというと、両方だと私は考えています。

この次のステップとして腹圧を上げる動作がありますが、腹圧を上手にコントロールするためには、両方の呼吸法ができていたほうが感覚をつかみやすいのです。肋骨が広がったり縮んだりすること、お腹が上下することを意識して、両方の呼吸法をマスターすることから始めてみてください。

胸式呼吸で肋骨を動かすコツ

【肋骨が広がったり縮んだりする様子】

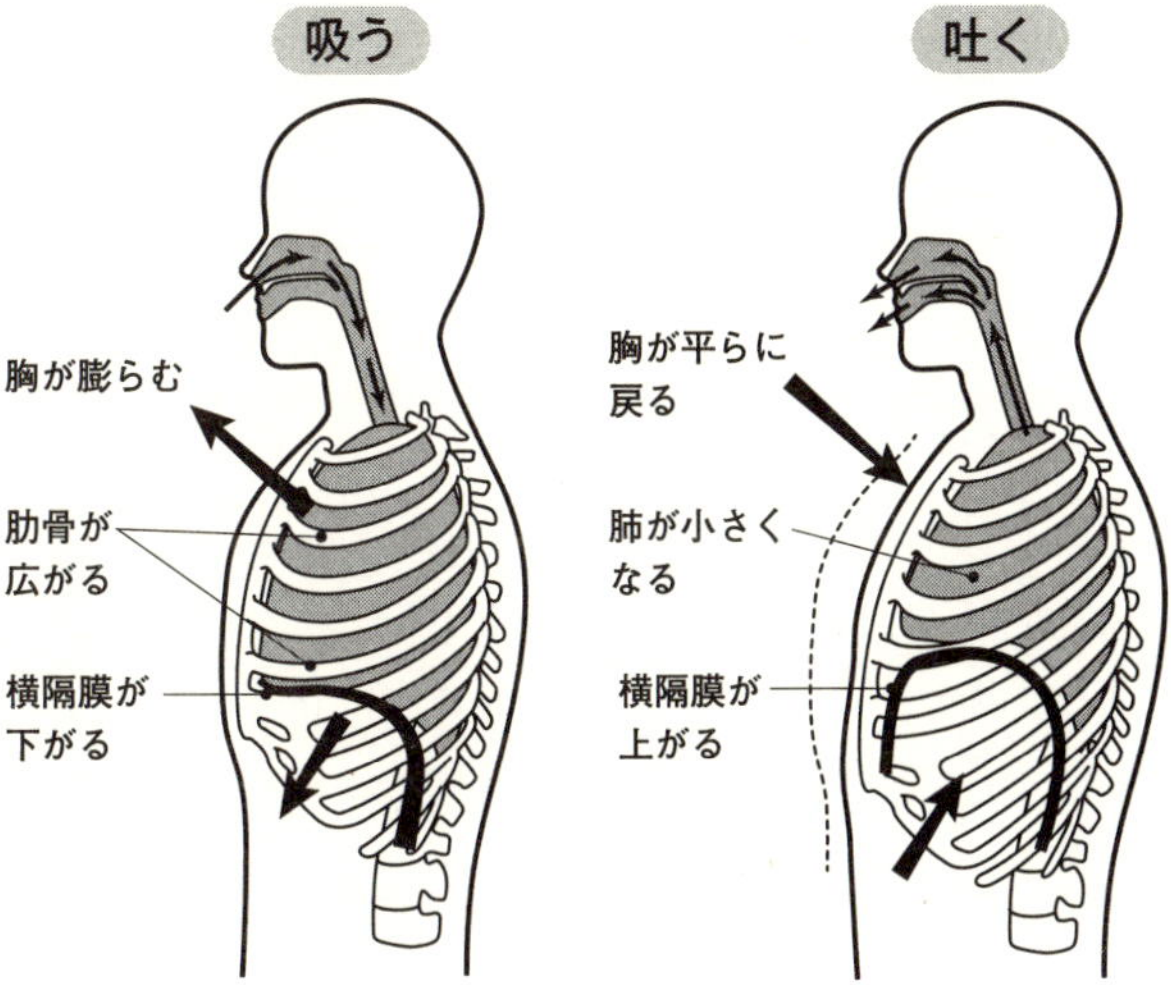

【紐を使うとよくわかる】

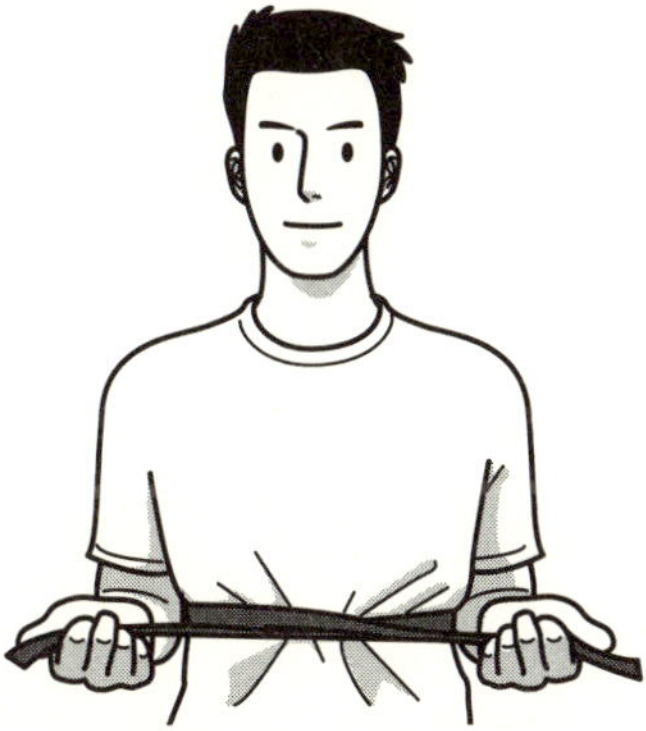

肋骨の下のほうを紐で巻き、
3カウントで吸い、
5カウントで吐く。
肋骨に柔軟性をもたせるだけで
体にもよい影響がある。

2 「腹圧」を上げると動きが楽

腹式呼吸、胸式呼吸が自在にできるようになり、肋骨もある程度動くようになったら、今度は「腹圧を上げる」というテクニックを習得しましょう。イメージとしては、胴体を締める、お腹で踏んばるような感覚です。スポーツの現場で「腹に力を入れろ」とよくいわれますが、それは腹圧を上げるということです。

腹圧を上げるとは、お腹にぐっと圧力をかけることです。きつめのズボンのファスナーを閉めるときなどにお腹に力を入れて凹ませることがありますが、腹圧を上げる動きというのは、これとはまったく別です。

くしゃみや咳をするとき、トイレでいきむときのお腹まわりの感覚に近いです。お腹を凹ますというよりは、下っ腹に力を入れると考えてください。

腹圧の上げ方は人によっていろいろと指導法がありますが、ここでは私がおすすめしている方法を紹介します。

まず、126ページのイラストを参考に、親指と人差し指をしっかり広げて、腰に手をあてます。このとき、親指と人差し指の指先をお腹のなかに少しだけ食い込ませます（わしづかみする感じです）。

次に、お腹に力を入れていきます。感覚としてはお腹を締めるようなイメージです。ここでのポイントは、親指と人差し指の指先（つまりお腹の前面と後面）を意識することです。力が入っているかいないかが、お腹が硬くなってきているかどうかで確認できます。うまくできるようになると、肋骨から腹部（胴まわり一周）にかけて、コルセットで締めつけるように縮んでいくのがわかります。

このとき、お腹には力が入っていますが、お腹を凹まそうと思わなくてかまいません。お腹が凹んで力が入る人は凹ませてもいいですし、少し膨らませたほうが力の入る人は膨らませてもいいでしょう。凹ませる、膨らませると意識するのではなく、あくまでぐっと力を入れることを意識してみてください。

これによって丹田にある重心が安定し、体を内側から支える力のスイッチが入ります。理想としては、凹ませて力を入れられるパターンと、膨らませて力を入れるパターンと、両方できるといいかと思います。

腹圧を上げるイメージをもうひとつ紹介します。それは、横隔膜の動きを意識することです。できそうな人だけでかまいませんので一度トライしてみてください。

通常、息を吐くときには、肺に入っていた空気がなくなるので横隔膜が上がりますが、息を吐きながら横隔膜を下げることを意識するのです。肩を思いっきり下げる。肩甲骨を下げることを意識するのもいいでしょう。そうすると腹圧が上がります。お腹に膨らんだ風船が入っていて、それを上（横隔膜）から下（骨盤）に向かって押さえ込む感じです。

横隔膜を動かすことは、意識しないとなかなかできません。しかし、トップアスリートには横隔膜を自在に操れる人もいます。一般の方でも、練習することでお腹を締める感覚がつかめるようになります。横隔膜が実際に下がっているかどうかは目に見えないので、イメージするだけでも十分です。

どうしても横隔膜が下がる感覚がつかめないという人は、肋骨を縮めること、お腹にぐっと力を入れることだけを意識してみましょう。それだけでも、なにもしないときよりは腹圧が上がっているのでOKです。

お腹に力が入る感覚がわからないという人もいるかと思います。お腹に力が入っているかを確かめる「ゆりかご」の運動なら簡単かもしれません。127ページの下のイラストのように、やわらかいマットの上に座り、体育座りをして体を丸めます。その状態でうしろにゴロンと転がり、起き上がります。起き上がるとき、お腹にぐっと力が入るのを感じるかと思います。それが、腹圧の上がった状態です。この動きをくり返すことで、腹圧を上げる感覚がつかめてきます。

ただし、出産経験がある方、ひどい腰痛を経験した方、開腹手術をしたことがある方などは、お腹に力を入れることが苦手になっていることがあります。その場合には、うつ伏せになって呼吸に合わせてお腹を凹ませたり膨らませて床に押しつけたりすると、少しずつ感覚がつかめるかと思います。

腹圧を上げる感覚がわかったら、今度は腹圧を上げたまま呼吸をしてみましょう。慣れると腹圧の高い状態をキープしながら、四肢をバラバラに動かせるようになります。

腹圧を上げられるようになると、普段の生活もかなり楽になるはずです。まず、姿勢を保つのが楽になります。そのため、長時間歩いたり、同じ姿勢で座り続けたりするのも苦ではなくなります。そして、手すりを使わなくても立ち上がれるようになります。実際、私も腹圧を上げられるようになってから、日常生活の動作がとてもスムーズだなと感じるようになりました。

トレーニングがなかなか続けられない、体を動かすのが苦手という人は、呼吸と腹圧を意識することだけでもかまいません。それを毎日続けることが、抗ロコモにつながります。

腹圧を上げる方法

【腰に手を添えて腹圧を上げる】

親指と人差し指をお腹に少し食い込ませる感じにし、お腹を縮めるように力を入れていく。指をあてることで、お腹が硬くなっていくというのがどういう感じか覚えられる。

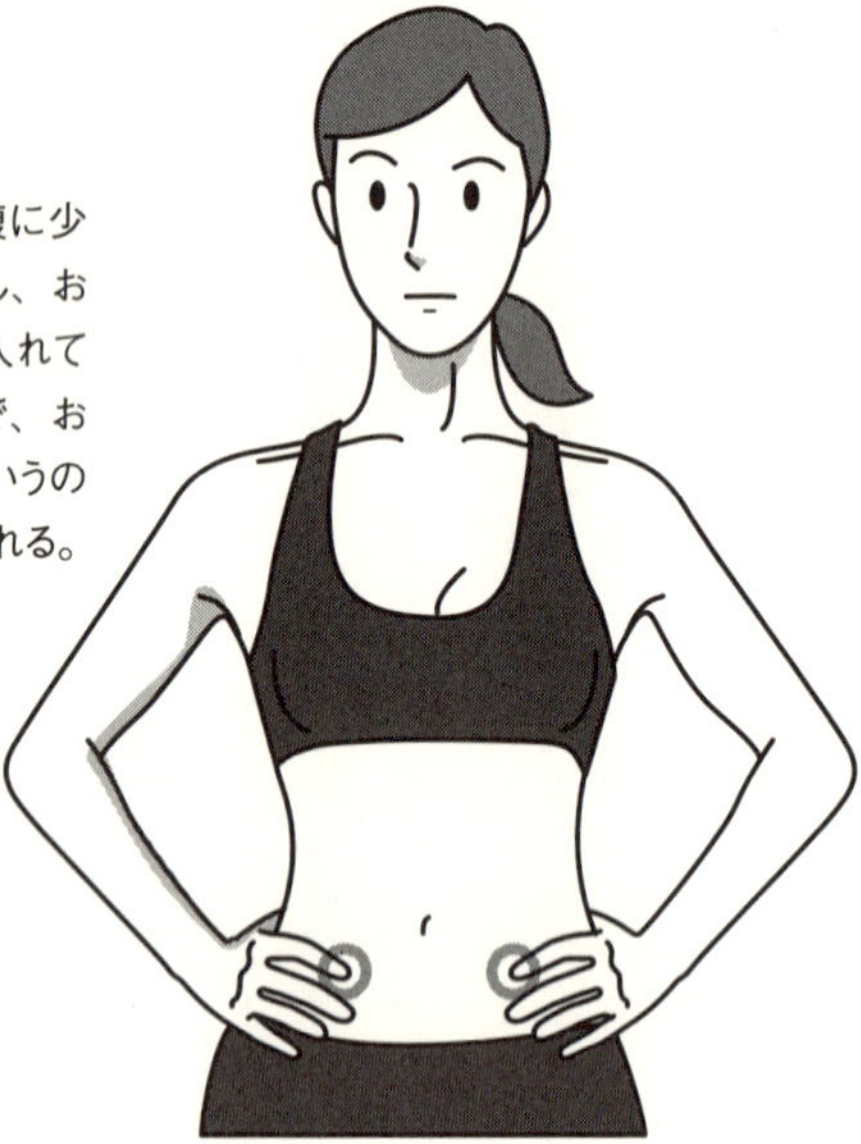

【腹圧を上げるポイント】

- お腹に力を入れる
- 息を吐くとき横隔膜を下げる
- 肋骨を縮める

【くしゃみや咳のときには腹圧が上がっている】

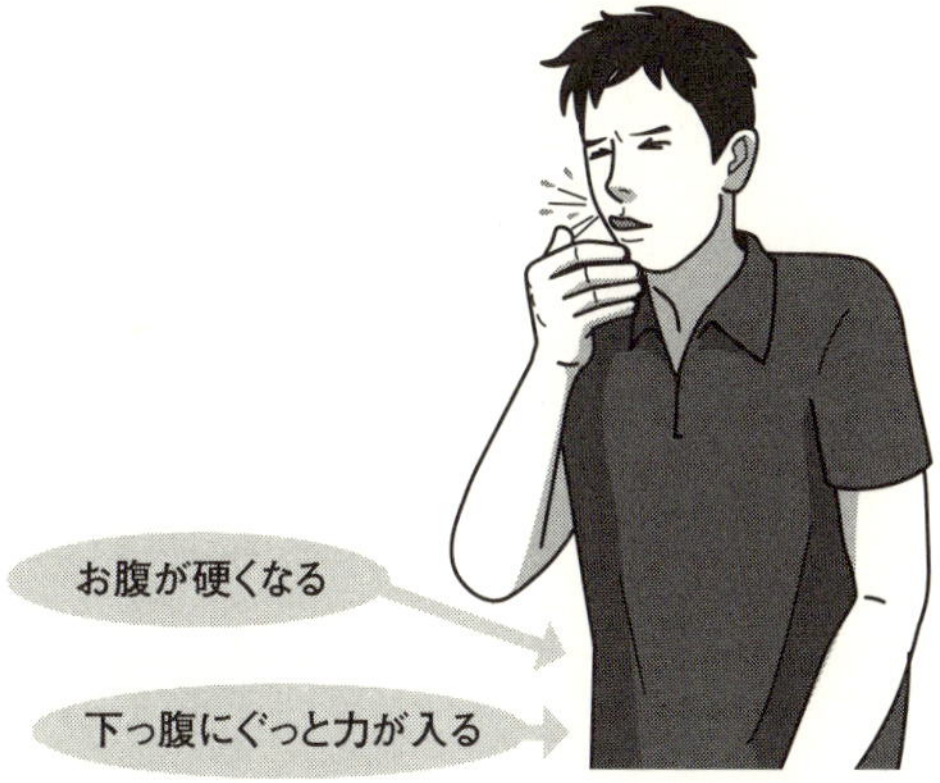
お腹が硬くなる
下っ腹にぐっと力が入る

【「ゆりかご」動作で腹圧を確認できる】

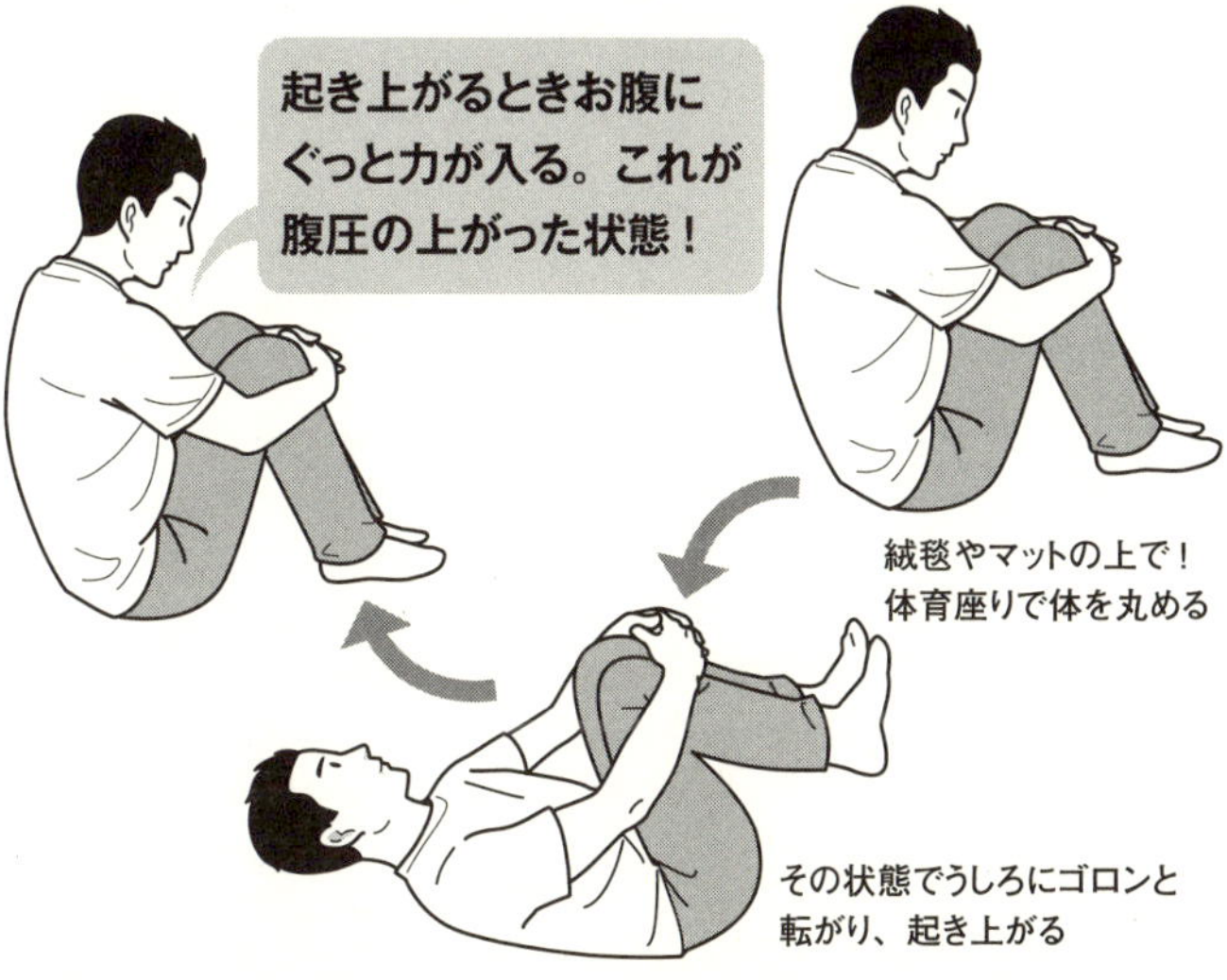
起き上がるときお腹にぐっと力が入る。これが腹圧の上がった状態！
絨毯やマットの上で！体育座りで体を丸める
その状態でうしろにゴロンと転がり、起き上がる

3 「骨盤」を正しい位置に戻す

呼吸、腹圧と解説してきましたが、最後は「骨盤」です。

体のゆがみや姿勢の悪化は、だいたい骨盤と腰椎の不安定さが原因で起こります。骨盤の正しい位置を理解することが、日常生活を送るうえでもトレーニングを行ううえでも重要となります。

骨盤の正しい位置を「骨盤のニュートラルポジション」といいます。立位や座位、さらには動作すべてにおいて、骨盤は常にニュートラルポジションが保たれているのが理想です。

130〜131ページのイラストを参考にしながら、ニュートラルポジションを身につけていきましょう。

まず、姿勢を正して壁の前に立ち、手のひらを骨盤の前面にある骨にあて、親指と人差し指でL字を作ります。このとき人差し指を恥骨の方向に、親指と親指をくっつけるようにして逆三角形を作ります。その逆三角形の面と地面が垂直（壁と平行）になっている状態が骨盤のニュートラルポジションです。座っているときも同様に、逆三角形の面が地面と垂直、前の壁と平行になります。

ニュートラルポジションがよりわかりやすいのは、横になって行う方法。仰向けで寝て、両膝を立てます。下腹部に両手の指で逆三角形を作り、その逆三角形が床と水平になった状態が骨盤のニュートラルポジションです。

この状態を保つと、腰椎には適度な湾曲が生まれているはずです。腰と床のあいだには、手のひらひとつ分の隙間があると思います。このとき、肋骨の一番下の骨が床についているのを確認してください。

さらに、腰を反ったり丸めたりすると、骨盤の動きがスムーズになります。逆三角形を手前に向けると、腰と床の隙間はなくなります。向こう側に倒すと、腰と床の隙間はニュートラルポジションのときよりも大きくなります。

体に骨盤のニュートラルポジションを覚えさせることができれば、日常動作や運動をしているときでも、常に骨盤がしっかり立った状態をキープできるはずです。腹圧を上げるときや本書で紹介する運動を行う際にも、骨盤は常にニュートラルポジションに保つことを意識してください。

注意してほしいのは、骨盤のニュートラルポジションが大事だからといって、ガチガチに固めないことです。骨盤は立った状態をキープしますが、固めるというよりは安定させるこ

骨盤を正しい位置にするコツ

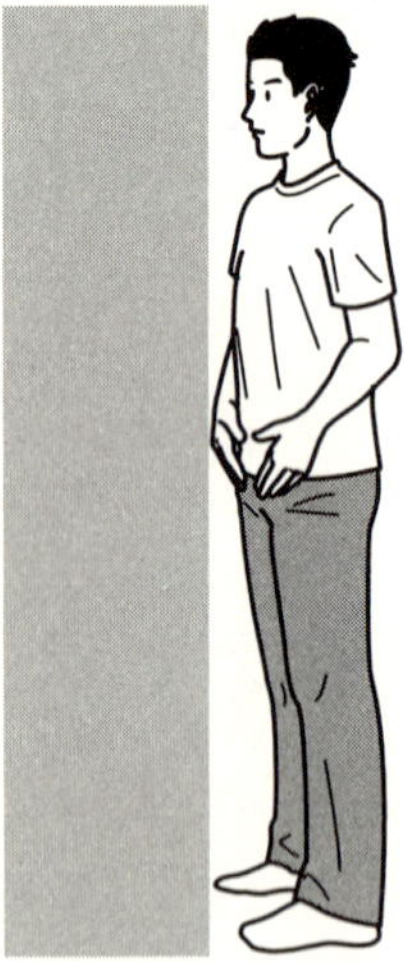

【立位でのニュートラルポジション】

壁に向かって姿勢を正し、両手のひらを骨盤の前面にある骨にあて、手のひらを下図のような逆三角形のかたちにする。その逆三角形の面と地面が垂直（壁と平行）になっている状態が骨盤のニュートラルポジション。

【手のひらでニュートラルポジションが見つかる】

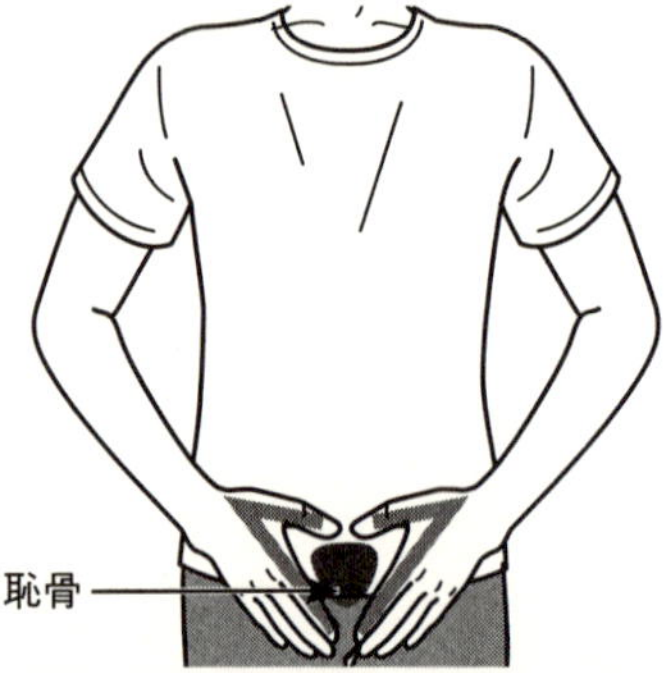

親指と人差し指でL字を作る。人差し指を恥骨の方向にし、親指と親指、人差し指と人差し指をくっつけるようにして逆三角形にする。

椅子に座ったり正座しているときも同じ
お腹に手のひらで逆三角形を作り、真正面の壁に対して平行、地面には垂直になるようにすれば骨盤はニュートラルポジション。

【寝ながらだとニュートラルポジションがわかりやすい】

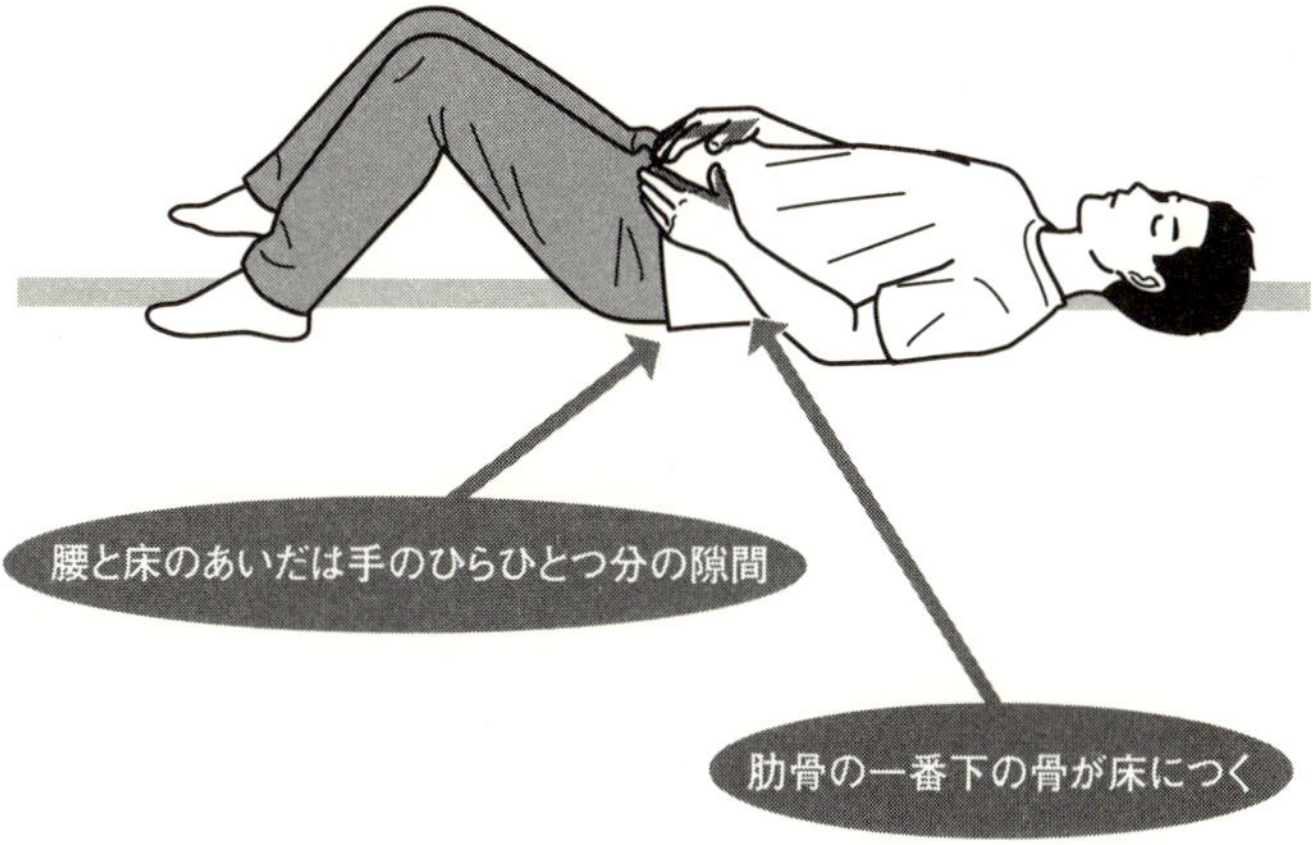
腰と床のあいだは手のひらひとつ分の隙間
肋骨の一番下の骨が床につく

仰向けで寝て、両膝を立てます（足先は肩幅くらいに開く）。手のひらで逆三角形を作り、その逆三角形が床と水平になったところがニュートラルポジション。

応 用：骨盤を前後に動かす運動

ニュートラルポジションから、腰を反ったり丸めたりすることで骨盤の動きをスムーズにすることができる。

1. 逆三角形を手前に向けると、腰と床の隙間はなくなる。
2. 向こう側に倒すと、腰と床の隙間はニュートラルポジションのときよりも大きくなる。

とを意識してください。そうすると、股関節をよりスムーズに操れるようになります。

【体幹の安定をチェックする方法】

「呼吸」「腹圧」「骨盤」のチェックができたら、体幹の安定を確認しましょう。

イラストのように、椅子に座って両手を膝にのせます。そして、肋骨を縮め、腹圧を上げ、骨盤をニュートラルポジションで安定させます。その状態で両脚の膝をリズムよく、ぴょんぴょんと上下運動させます。このとき、脚の動きにつられて骨盤が傾かないように踏ん張ってください。

これがまさに体幹が安定して、下肢を操れている状態です。少しでも骨盤が後傾したり、左右に傾いたりしたら、体幹が使えていないことになります。

このチェックをくり返して、まずは「体幹が安定している」という感覚を体で覚えていきましょう。

正しい「姿勢」を覚える

体幹が安定できるようになったところで、改めて「正しい（よい）姿勢とはなにか」につ

体幹が安定しているかチェックするコツ

自分の体幹が安定しているか、この方法で調べましょう。

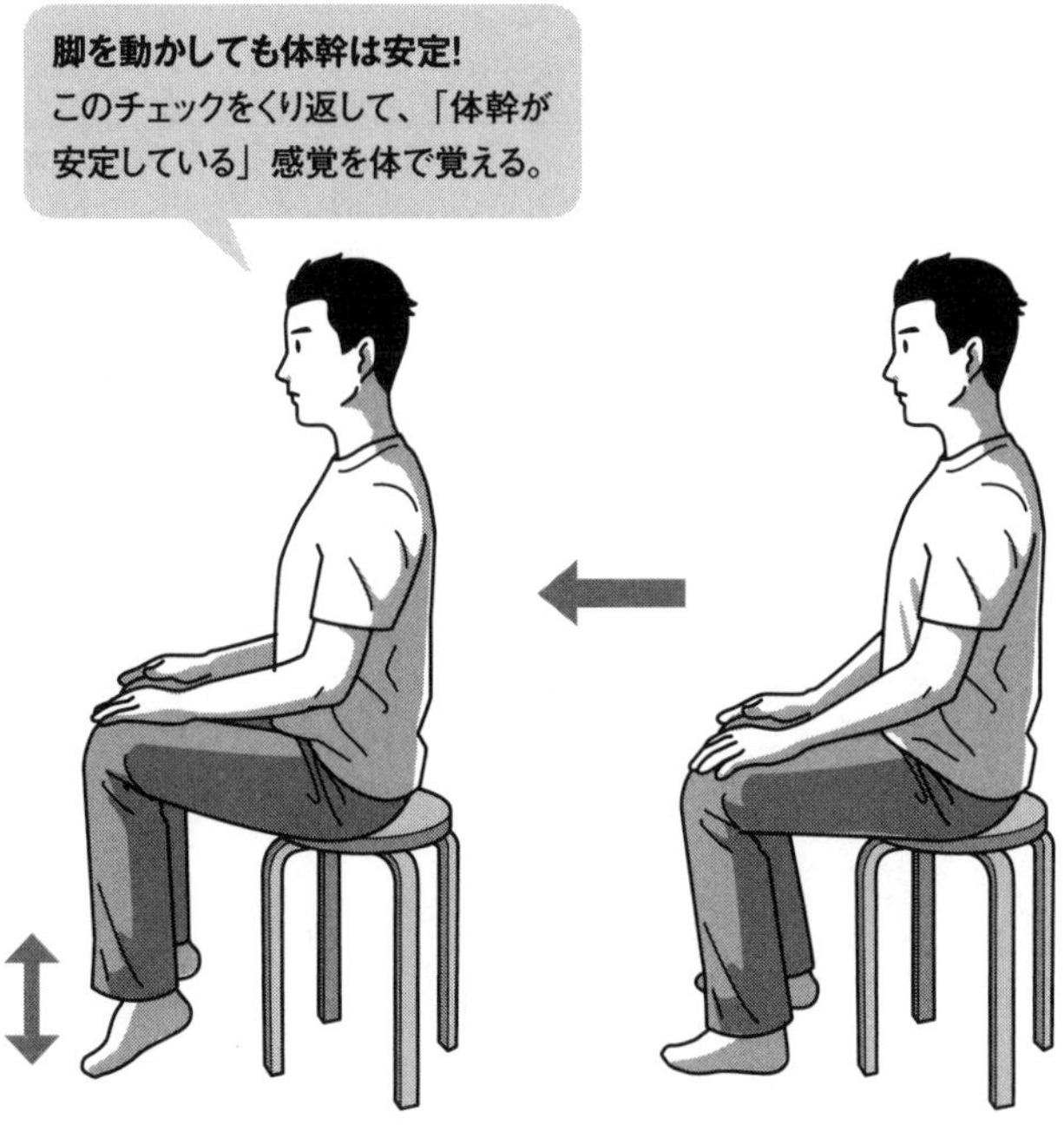
脚を動かしても体幹は安定!
このチェックをくり返して、「体幹が安定している」感覚を体で覚える。

両脚の膝をリズムよく、ぴょんぴょんと上下運動させる。このとき、脚の動きにつられて骨盤が傾かないように踏ん張る。

背筋を伸ばして椅子に座り、両手は膝にのせ、肋骨を縮め、腹圧を上げ、骨盤をニュートラルポジションで安定させる。

NG 少しでも骨盤が後傾（腰が丸まる）したり、左右に傾いたりしたら、体幹が使えていない証拠。

いてお話ししていきたいと思います。

日本人が背中の筋肉が弱いという話は、すでに第一章で述べました。狩猟民族を祖先にもつ欧米人と比べると、農耕民族だったがゆえに日本人は前側の筋肉が強く、背中の筋肉は比較的弱いといわれています。日本人に姿勢が悪い人が多いのも事実です。

もともと背中の筋肉が弱いにもかかわらず、現代ではパソコンやスマートフォンが普及し、猫背の人がさらに増加しているようにも見受けられます。

子どもであれば、親や先生に「姿勢が悪いから正しなさい」と注意される機会があると思います。でも、大人になると、背中が丸まっていることを指摘してくれる人はなかなかいません。姿勢が悪いからといってまわりが迷惑するわけでもありませんし、本人も普通に立ったり歩いたりすることをなんの不自由もなくできてしまいます。姿勢が悪いことに気づくきっかけは、大人になればなるほど少なくなってくるのです。

私が患者さんの背中を触っていて感じるのは、猫背ぎみの人は肩甲骨のあいだがひどく張っているということと、肩甲骨の位置が極端に外側にあること、そして背中全体の筋量が少ないことです。

この部位があまりにも張りすぎると、背骨の可動性がなくなり、長年同じ状態が続くと背中が完全に丸まった状態（円背）になってしまいます。そこまで丸まってしまうと、骨のまわりの組織まで硬くなってしまうので、なかなか姿勢はもとのように伸びません。これもロコモになる大きな原因です。

第四章でも説明したとおり、「体幹」というのは腹筋だけのことではなく胴体全体のことなので、体幹を安定させるためには、当然背中の筋肉や背骨が重要となります。ですので、背中側のトレーニングはできるだけ行ったほうがいいわけです。

第六章では、背中のトレーニング法を紹介していますが、その前に正しい姿勢を習慣化するためのチェック方法をお知らせします。

ちなみに、トップアスリートには、背中の筋肉が少ない人はほとんどいません。特に腰の部分にある脊柱起立筋のなかにある多裂筋という、背筋の一番深いところにあって背骨（腰椎部分）を支えているインナーマッスルが、非常に発達しています。ここが発達していると体幹、特に腰椎や骨盤まわりが安定し、下肢や股関節も安定して質のいいパフォーマンスを発揮することができるようになります。多裂筋は、次章の背中のトレーニングでも鍛えることができます。

【正しい姿勢を身につける】

正しい姿勢とは、次ページのイラストのように、体に1本の串が通っているかのようなものです。4つのチェックポイントを見て、正しい姿勢のコツをつかみましょう。

まず、壁に背中をつけて立ってみてください。上半身の姿勢が正しければ、横から見たときに耳と肩が同じライン上になるはずです（誰かに見てもらうといいかもしれません）。

この位置が保てていない方は、再度次ページのポイントを確認してみましょう。

いかがですか。自分の姿勢を修正してみると、意外と正しい姿勢がとれていないことがおわかりいただけたかと思います。コツがつかめたら、日常生活でもできるだけイラストのような姿勢を心掛けるようにしてください。

案外、正しい姿勢を維持することだけでも、体幹（特に背中の筋肉）のトレーニングになります。

姿勢の正し方のコツ

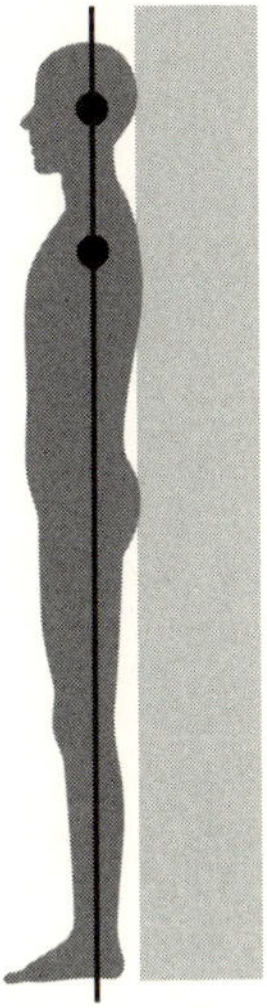

横から見たとき、耳と肩が同じラインに。体に1本の串が通っているイメージで。

【姿勢の４つのチェックポイント】

1. 後頭部が浮いている ➡ 少し顎を引いてみる

2. 片側もしくは両肩が上がっている ➡ 肩甲骨をしっかり下げてみる（お尻のポケットに肩甲骨を入れるイメージ。もしくは、肩を思いっきり下げる）

3. 背中が丸まっている ➡ 脚が、まるでみぞおちから生えているというようにイメージしてみる

4. 肩が前に出ている ➡ 肩を横に広げて、首を長く見せるように意識してみる

「歩く」はお尻の筋肉に着目

私は長きにわたって、陸上競技のトップアスリートのコンディショニングに携わり、選手たちからいろいろな体を操る感覚やイメージを聞いてきました。

陸上競技のトップアスリートたちが求めているのは、とにかく効率よく、誰よりも速く走ることです。それはすなわち、シンプルにロスなく速く前に進む方法を自らの体で追求していることです。これは、一般の方にとって効率よく歩くことへのヒントにもなります。

では、140ページのイラストを使って効率よく歩く方法を紹介します。

踏み出した足の上に膝が乗り、そこに股関節（イメージとしては骨盤）が乗って、体を支えます。次に体を支えた足元を骨盤が通り越していきます。すると自然と前方へ体が移動します。そのままだと前のめりになり倒れてしまうので、逆足を前に出して同じ要領で体を支えます。このくり返しで前に進む歩行が行われます。

この原理のもとに歩行をしていない場合は、体重移動がスムーズにできていないので、どこかの部位で無理していることが予想されます。

実際、骨盤が足を通り越さなくても足は前に出ます。たとえば、ポケットに両手を突っ込んで、大股開きで足だけ前に放り出して歩いている男性や、高いヒールを履いて、膝を曲げたまま歩いている女性。どちらもよい歩き方をしていません。このような歩き方はロコモの要因になりかねないので注意が必要です。

歩く、走るという動作の際にポイントとなるのが、お尻の筋肉です。特に陸上選手のお尻が発達しているのは、みなさんにもわかると思います。

陸上選手は、走るときに股関節や腿などを含め、お尻まわりの筋肉を使います。効率よく筋肉を使えているとお尻は発達して大きくなり、トップの位置も高くなります。選手がきちんとよい状態で試合に向けて調整できているかどうか、私は選手に聞かなくてもお尻と腿裏の筋肉を触っただけですぐにわかります。

お尻は背中と同様、体のうしろにあるので自分では意識しづらい部位です。実は、背中の筋肉が衰えている方は、だいたいお尻も下がっていたり、筋肉がフニャッと柔らかい状態になっていたりします。お尻は背中ともつながっており、姿勢の維持や、歩くためにも重要な部位です。141ページのランジという運動や第六章で紹介するトレーニングでは、スクワット動作がお尻の筋力強化に有効です。歩く・走るをもっと充実させたいという人は、ぜひとり入れてみてください。

正しい歩き方のコツ

【歩くときのチェックポイント】

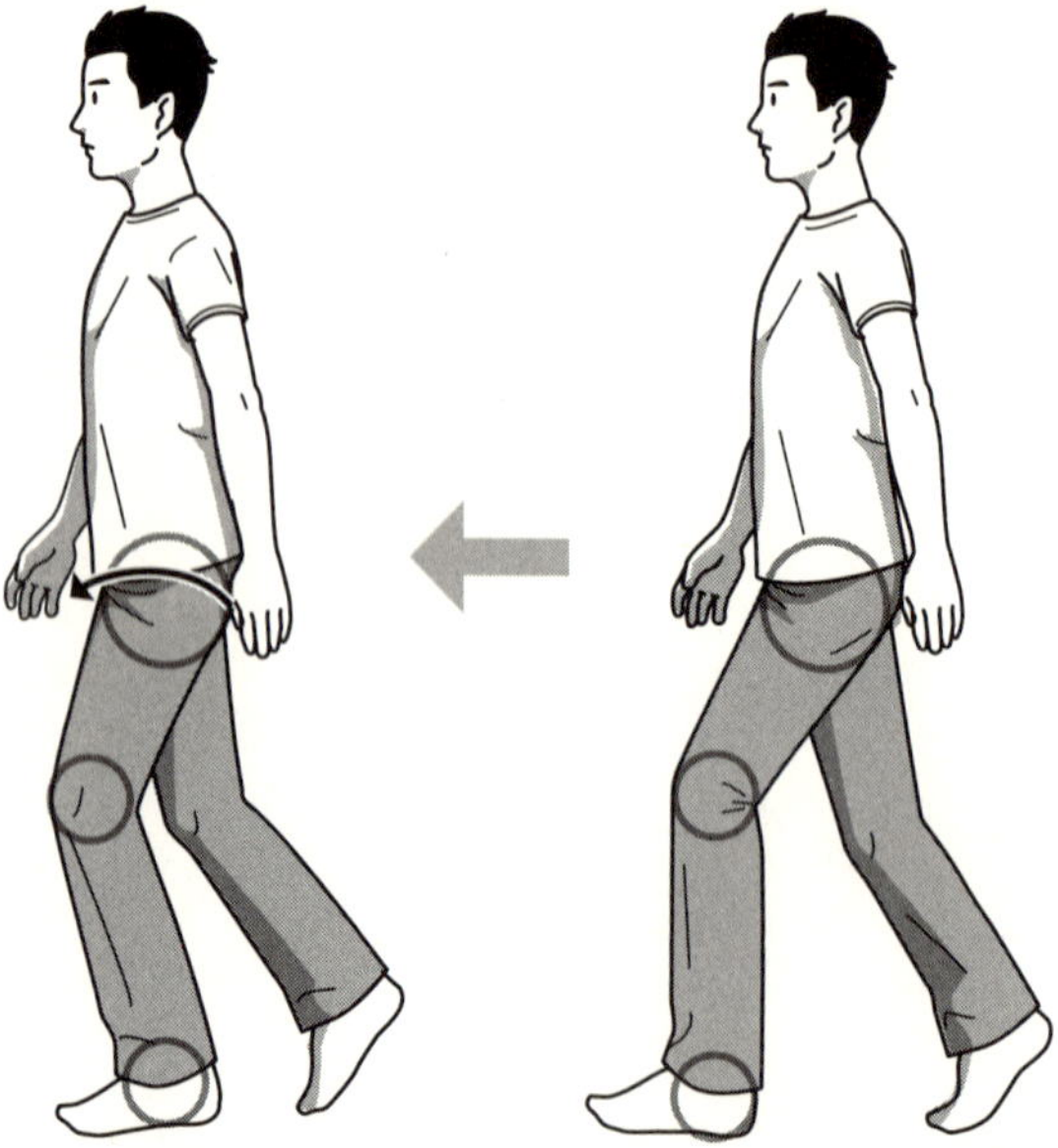

足元を骨盤（股関節）が通り越しているかどうかを意識する。猫背だと足と膝だけで歩いてしまい、股関節を生かせないので姿勢よく歩く。

踏み出した足の上に膝が乗り、そこに股関節（イメージとしては骨盤）が乗って、体を支える。

足が切り替わるときに、「股関節が足首の上に来ているか」「股関節とお尻で地面を押し出しているか」に気をつけて！

【ランジ～股関節とお尻の筋肉を強化する運動】

ランジという運動は、膝を安定させて、股関節とお尻の筋肉の強化につながる。歩くときに、膝を正しい位置にスムーズにもっていくことができるようになる。かつ股関節とお尻をしっかり安定させて歩けるようになるのが、このランジという運動。

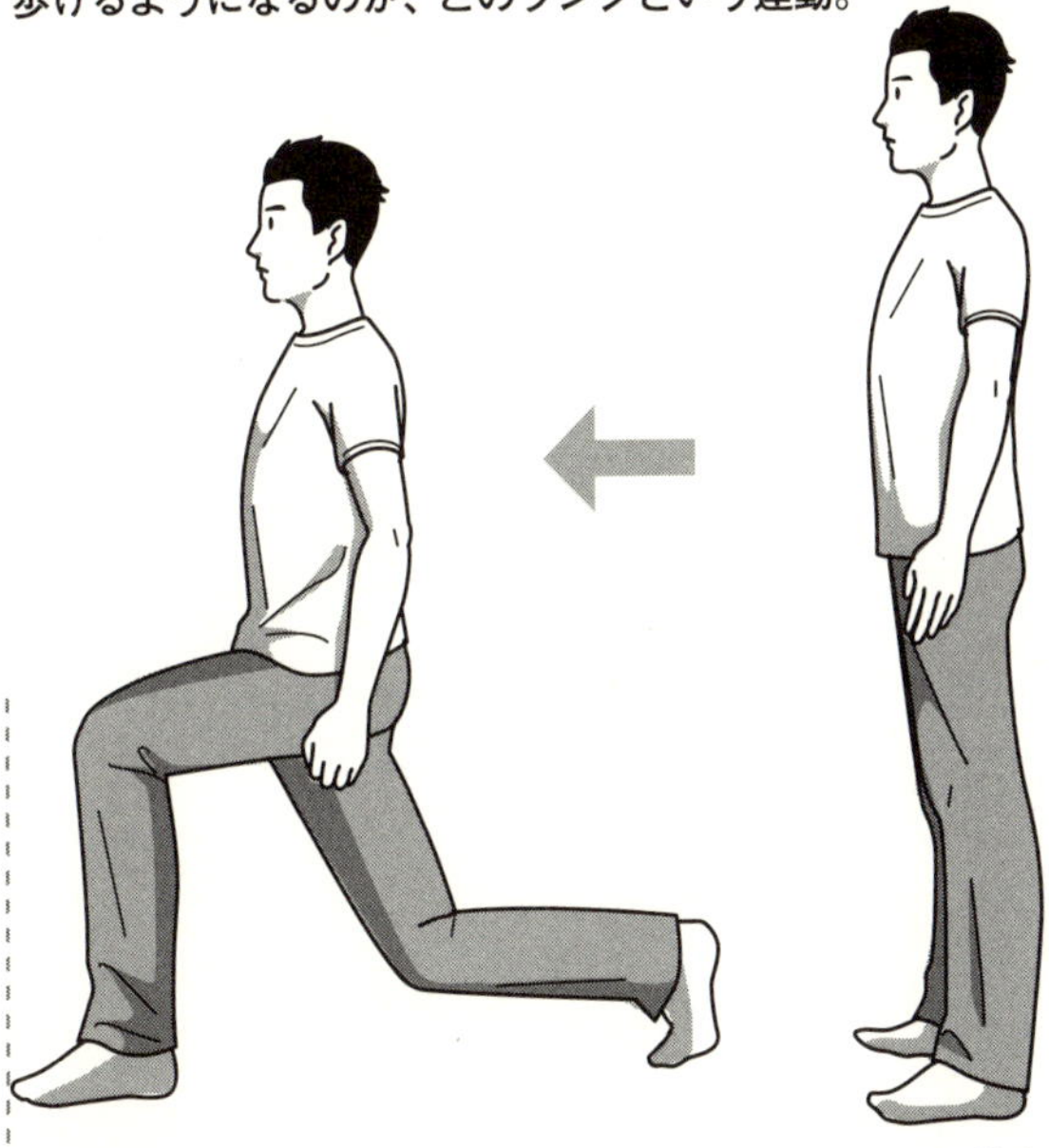

足先と膝先が同じ方向を向くように膝を前に出す。膝が足先より前に出ないようにしてもとの位置に戻る。

姿勢を正して立ち、片方の足を１歩前に踏み出す（歩くときの歩幅よりやや大きめの１歩）。

左右の足各10回くらいくり返す。余裕のある人は、踏み出した足の膝の角度が90度になるように、トライ！

第六章　体を蘇らせる8つのトレーニング

トレーニング前に覚えておくこと

本章では、ロコモ予備軍にならないための「抗ロコモトレーニング」を紹介していきます。このトレーニングに入る前に、「運動したつもり」という残念な結果にならないよう、もう一度第五章をおさらいしておきましょう。

体には、重力に対して姿勢を維持するために必要な筋肉「抗重力筋」が存在し、ロコモ予防には、これらの筋肉をバランスよく鍛えるためのトレーニングが必要です。

トレーニングをするうえで、まず「体幹」を安定させなければなりません。コアを安定させることによって、四肢をしっかり機能させられるようになります。

体幹を安定させるためには、「腹式呼吸」と「胸式呼吸」とを習得してください。腹式呼吸では、お腹を凹ませたり膨らませたりできるようにして、正常な呼吸をくり返します。胸式呼吸では、肋骨を柔軟に動かせるようになりましょう。

次に「腹圧」を上げます。呼吸法を使って肋骨を縮め、お腹にぐっと力を入れます。お腹は凹ませても膨らませてもいいので、自分なりに力の入る方法を見つけてください。できる人は、その状態で息を吐くときに横隔膜を下げます。

腹圧を上げたら、最後に「骨盤」を立位の自然な位置（ニュートラルポジション）にもっていきましょう。骨盤を正しい位置で安定させることにより、上半身と下半身をうまく連動させることができるようになります。これで、体幹を安定させることができました。

トレーニングを行うときは、やり方ばかりに意識が行ってしまいますが、ある程度やり方を体に覚えさせたら、「肋骨は開いていないか」「お腹の力が緩んでいないか」「骨盤が傾いていないか」を常に意識してとり組むようにしてください。その3点ができていないと体幹がブレてしまうので、トレーニングをしてもあまり効果がありません。同時に意識するのが難しい場合は、どれかひとつから始めてもいいでしょう。

正直なところ、これらのポイントを押さえると、楽に見えるトレーニングでもきつく感じると思います。なぜなら、きちんと効果が発揮されるからです。抗ロコモが目的ならば、ぜひそのきつさを乗り越えてほしいものですが、どうしても無理な場合は、しばらく呼吸・腹圧・骨盤の練習だけを毎日続けてください。これだけでも、十分トレーニングになります。

プロもアマも鍛えるところは同じ

本章のトレーニングを続けることにより、次のような効果が期待できます。

- 抗重力筋がしっかり働き、よい姿勢がとりやすくなる。
- 姿勢がよくなるため、見た目も若返る。
- 美脚や美尻、健康的で若々しい背中が手に入る。
- 運動量が増えて代謝がよくなり、肥満解消効果が期待できる。
- 体幹が安定して自考自操できるようになるため、日常動作が楽になる。

ロコモを予防するだけでなく、若返りなどプラスαも視野に入れて、モチベーションをもってとり組んでいただけたらと思います。

このトレーニングは、汗をかいて、息を切らせて行うようなハードなものではありません。日常動作が効率よくできるようになるための、非常に基礎的な運動です。しかし、実は、このトレーニングは、私がトップレベルのアスリートにも教えているのと同じものです。彼らが不調のときや怪我をしたときなどに、本来の動きをとり戻すための基礎メニューとしてとり入れているのです。さて、このトレーニングの方法をお教えする前に、練習回数や「レベルチェック」の目標、注意事項をお伝えしておきます。

●一日に、各トレーニングを1回ずつ行うのがベストですが、どれかひとつだけのトレーニングにとり組むのでもＯＫです。行う時間帯はいつでもかまいません。

●肋骨は縮んだ状態であること、ぐっとお腹に力を入れて腹圧を上げること、骨盤はニュートラルポジションであることを常に意識しましょう。

●トレーニングの説明は片方の脚など一方のことだけですが、必ず左右両方行ってください。どちらから始めてもかまいません。陥りやすい間違いはＮＧバージョンとして紹介しますので、その点にも注意して行ってください。

●トレーニングごとに「レベルチェック」を設けました。①ロコモ、②ロコモ予備軍の可能性あり、③目標値、④良好、⑤非常に良好の５段階に分けてあります。60代以上であれば③、40〜50代であれば④、30代以下であれば⑤を目指したいところです。

●トレーニング中に万が一痛みが出た場合は、それ以上続けないでください。様子を見て、痛みがなくなったら再開してください。

●現在、運動器の故障や異常がある場合は、それが治ってから行ってください。

ロコモ予防のためには、トレーニングで多少の無理をすることは必要です。しかし、「つらい」ときの無理はＯＫですが、「痛い」ときの無理はＮＧです。

1 片脚バランス

これは片脚でバランスをとるテスト兼トレーニングです。歩くときや走るときの安定感やバランス能力を測ってみましょう。両脚やお尻（股関節の周囲）にある筋肉が衰えていると、バランスをとることができません。股関節の周囲にある筋肉をしっかり使えるようになると階段や坂道を上るのがいちだんと楽になります。くり返すとトレーニングになるので、まずは、NG（次ページ）にならないよう気をつけ、直立不動の姿勢を保ち、足を地面から少し浮かす程度の低いバージョンで30秒バランスをとることを目指しましょう。それから、腿と地面が平行になる高いバージョンに挑戦です。

このとき、手の支えがないことが条件です。ただし、片脚で立つことに不安のある60代以上の人は、最初はどこかに軽くつかまって行ってもかまいません。つかまらなくてもすむようになれば、筋力が少しずつ回復している証拠です。

レベルチェック

①低いバージョンが10秒以下。
②低いバージョンが30秒以下。
③低いバージョンが30秒できる、高いバージョンが15秒以上できる。
④高いバージョンが30秒以上できる。
⑤高いバージョンが1分以上できる。

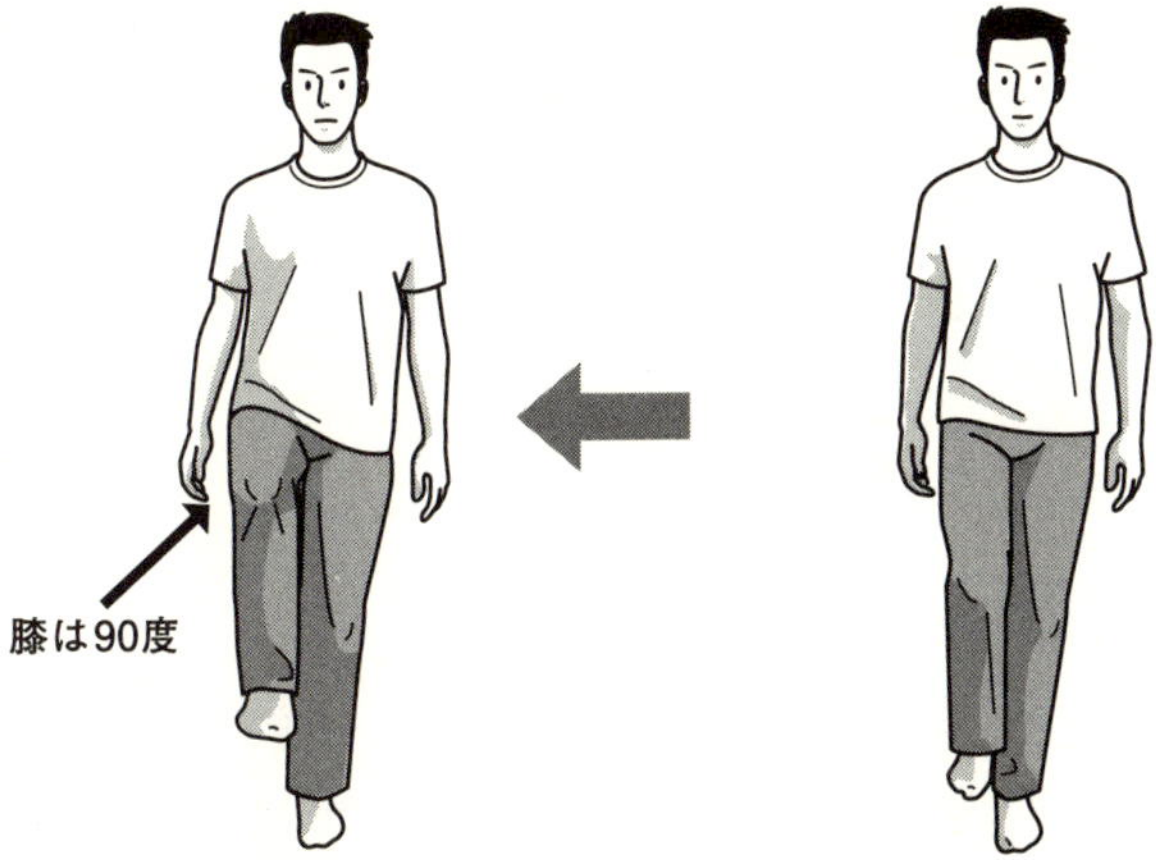

1. 低いバージョン

直立姿勢から腿をゆっくり上げ、片足を5センチほど浮かせた状態で30秒キープ。

2. 高いバージョン

1ができたら、腿を地面と平行になる高さまで上げてキープ。支えている脚の股関節がきいているのを確認。

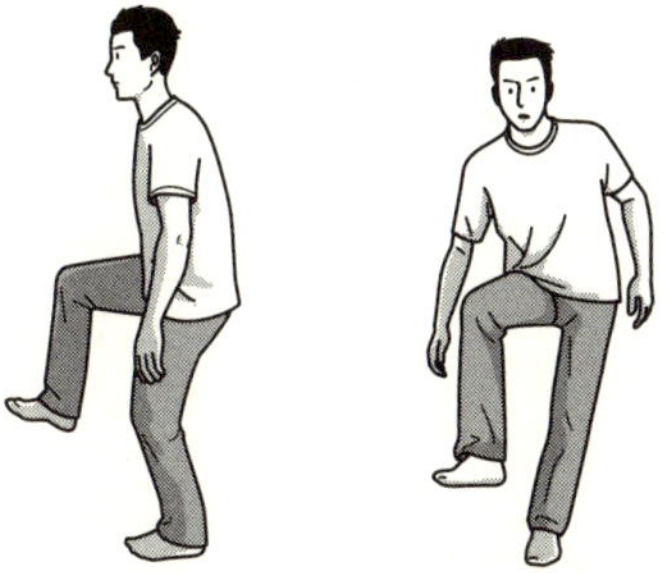

NG

姿勢がゆがんでいないか。膝が外に開いていないか確認を。また、肋骨が開いたり、腹圧が抜けたりすると骨盤が横にズレたり後傾したりするので注意。

応用

①脚を前やうしろに動かしながら、上げてないほうの股関節でバランスがとれるかチェック。
②その場で足踏みを5回してから、片脚バランスができるかチェック。

2 腕伸ばし

腕伸ばしのテストでは、体の重心（お腹のへその下方にある丹田）が体を支える支持基底面（足を軽く開いた状態で立ったときの足元）の外に出てもバランスがとれるかどうかかかります。とともに、腕伸ばしの動作をくり返すことにより、全身のバランス感覚が向上するため、転倒予防につながります。

体幹を安定させることを忘れずに、測定するときは足元をふんばり、かかとを上げてかまいませんので、できるかぎり腕を伸ばしてみてください。その移動距離を測るには、壁に巻尺を張るなどしておくとわかりやすいでしょう。

レベルチェック

①15センチ以下。
②30センチ以下。
③45センチ以下。
④50センチ以下。
⑤50センチ以上。

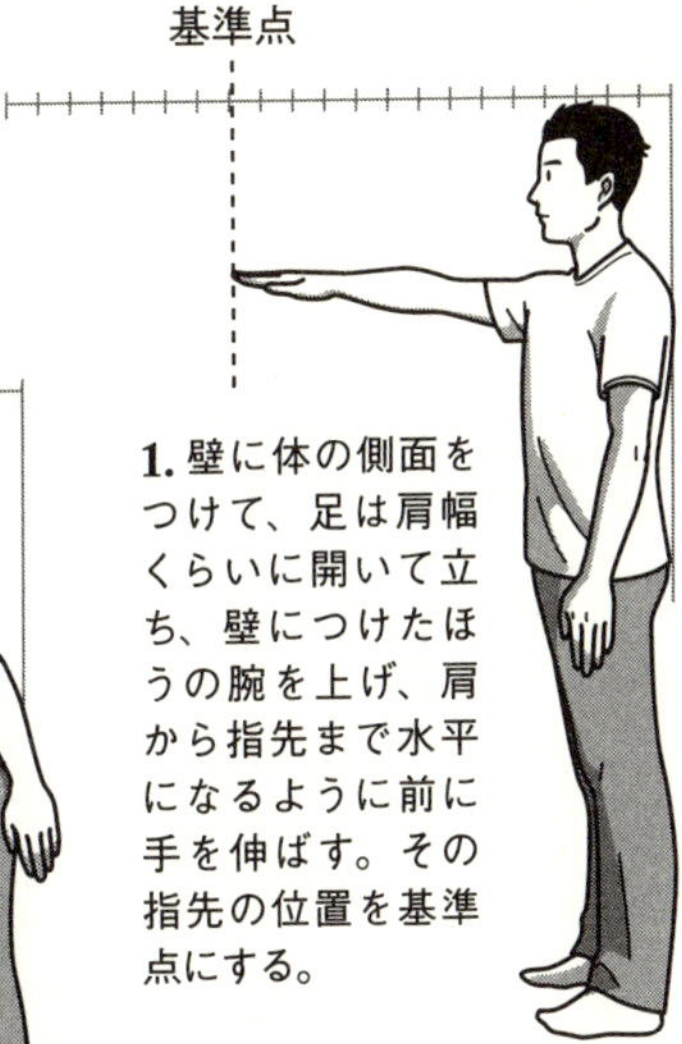

1. 壁に体の側面をつけて、足は肩幅くらいに開いて立ち、壁につけたほうの腕を上げ、肩から指先まで水平になるように前に手を伸ばす。その指先の位置を基準点にする。

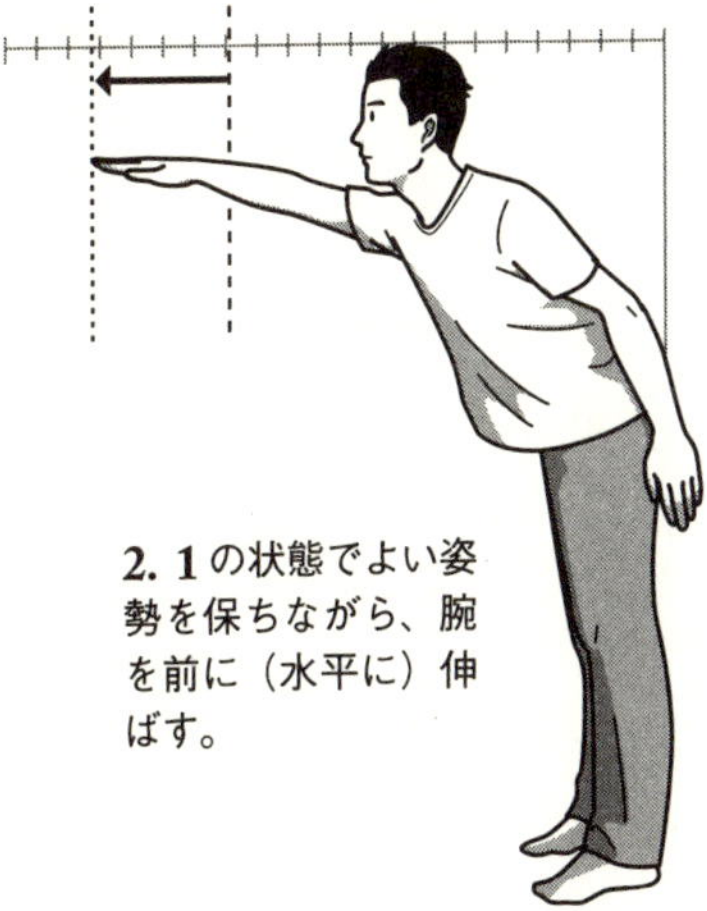

2. 1 の状態でよい姿勢を保ちながら、腕を前に（水平に）伸ばす。

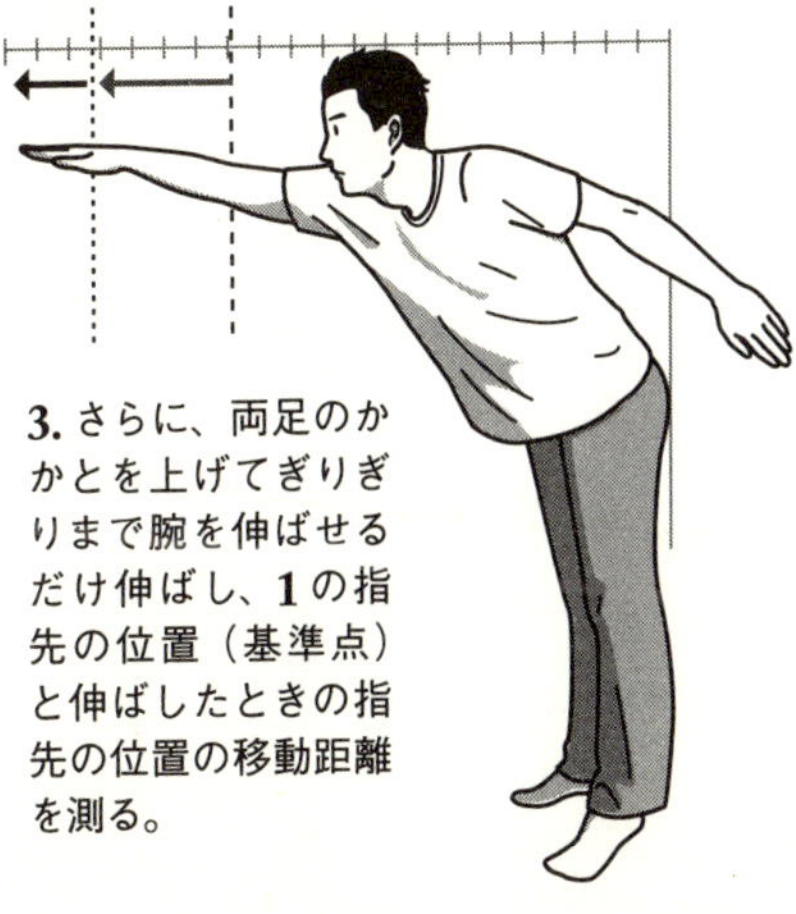

3. さらに、両足のかかとを上げてぎりぎりまで腕を伸ばせるだけ伸ばし、**1** の指先の位置（基準点）と伸ばしたときの指先の位置の移動距離を測る。

3 立ち姿勢キープ

まず、正しい立ち姿勢を維持できるかテストします。肩が前に出て丸まっている人、猫背の人は少々やりづらく感じるかもしれません。胸を張る、肩を回す、肩甲骨を動かすなどして少し動きやすくしてから行いましょう。

腕を上げる動作がありますが、肋骨が開いたり、腹圧が抜けたり、骨盤が前傾（腰が反る）したりといったことがないように注意してやってみてください。

最初はできなくても、くり返すことによって徐々にできるようになります。トレーニングにもなり、柔軟性が生まれ、レベルアップしていくはずです。慣れるまでは壁から肋骨が離れてしまいやすいので、根気よく続けてみましょう。

レベルチェック

①腕を真上に上げようとしても、顔の横まで上がらない。
②腕が顔の横まで上がるが、背中が壁から離れてしまう。
③腕が顔の横まで上がり、背中が壁から離れない。
④肋骨の一番下の骨が壁についた状態で、腕が耳の横まで上がる。
⑤肋骨の一番下の骨が壁についた状態で、腕が耳のうしろまで上がる。

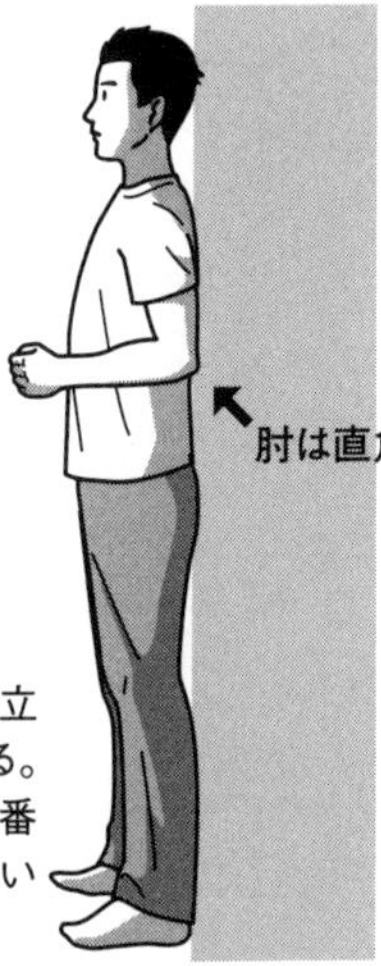

1. 背中を壁につけて立ち、肘を90度に曲げる。このとき、肋骨の一番下の骨が壁についていることを確認する。

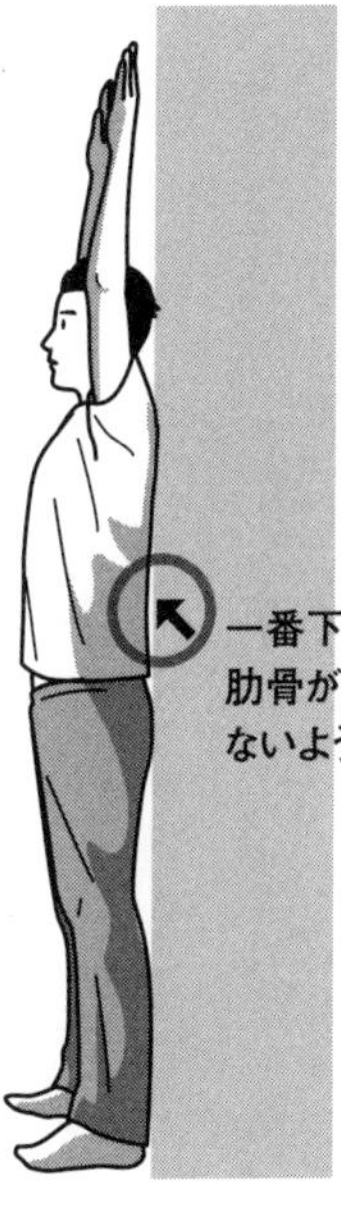

2. その状態から、両手を耳のうしろにくるように真上に上げる。肋骨の一番下の骨は壁についたまま。

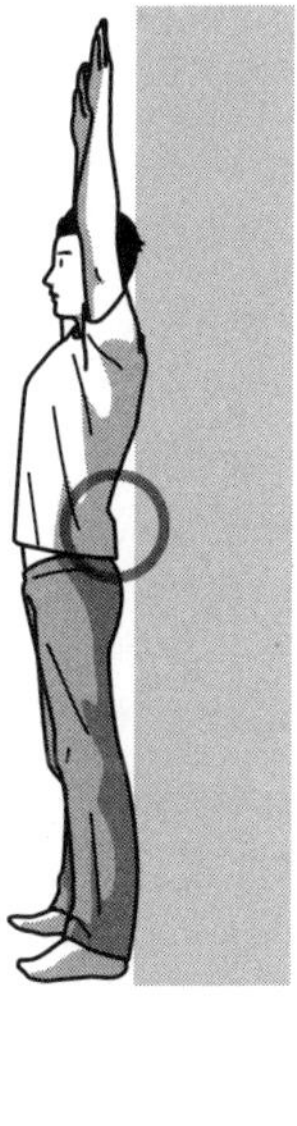

NG

肋骨が完全に離れてしまい、腰が反ってしまうのはNG。

4 カーフレイズ──かかと上げ

カーフとは、ふくらはぎのこと。カーフレイズはふくらはぎを上げて、足元からバランスを見る動作です。

ふくらはぎは、歩くとき、走るときにとても重要な筋肉です。ここが安定すると、颯爽と歩けるようになったり、駆け足しても疲れなくなったりします。また、足元をしっかり働かせられるので、転倒予防にもつながります。くり返し行えばトレーニングになり、バランス感覚をアップさせてくれます。ロコモ予防や美脚のためにぜひ習慣にしましょう。

手の支えを使わないことが条件ですが、高齢の方でバランスがとりにくい場合はどこかにつかまってもかまいません。できるだけ支えなしでやりましょう。

基本的には両脚で行いますが、できる人は片脚にもチャレンジしてください。

レベルチェック

①つま先立ちをすることができない。
②5回前後できる。
③10回できる。
④20回できる。
⑤30回できる。

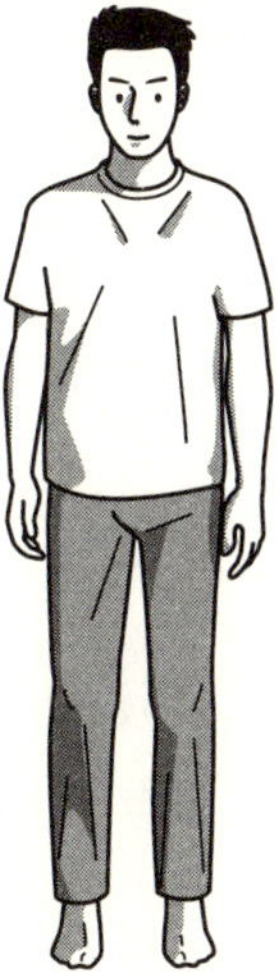

足を肩幅に開き、足先と膝の向きを同じにする。直立姿勢から体が真上に上がるイメージでかかと上げ（つま先立ち）を行う。このとき、足裏の内側のライン（土踏まず）が前の壁と垂直になるようにして、前から見てかかとが見えないように微調整。できるだけの回数、かかとの上げ下げをくり返す。

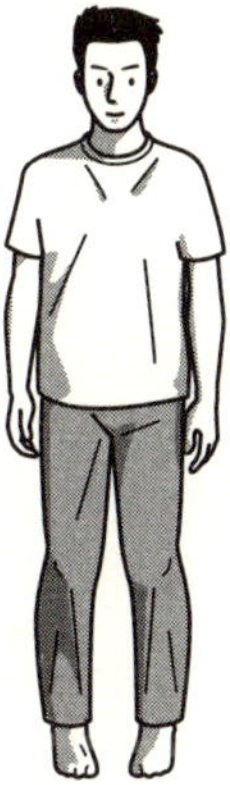

NG

かかとを上げると膝が閉じて内股になってしまう。

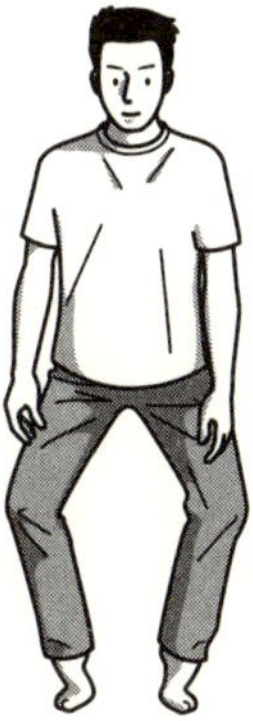

NG

かかとを上げると膝が曲がってガニ股になってしまう。

ヒント

かかとを上げるときに内股になったりガニ股になったりする人は、まず座ったままでまっすぐかかとを上げる練習をしてみましょう。

5 腕立て伏せ

この腕立て伏せは、腕の運動と思われがちですが、正しいフォームで行えば全身運動にもなります。腕はもちろん、肩、背中（肩甲骨まわり）、腹筋、お尻の筋肉など、体幹のあらゆる筋肉を使います。

正しい腕立て伏せができるようになると、体幹が安定し、よい姿勢を保つことができます。これによって立ち姿勢が綺麗になるので、見た目が一気に若返ります。また、体幹が安定することで日常動作が楽になり、家事や買い物などが億劫になることが少なくなります。

しばらく腕立て伏せをやっていなかった人は、全身で腕を支えることすらきつく感じるかもしれません。まずは、正しいフォーム（＝頭の先からかかとまで一直線にする）ができるようになることから始めてみましょう。

レベルチェック

①四つん這いから腕立ての姿勢がとれない。
②腕立て伏せが1～3回できる。
③4～10回できる。
④15回以上できる。
⑤20回以上できる。

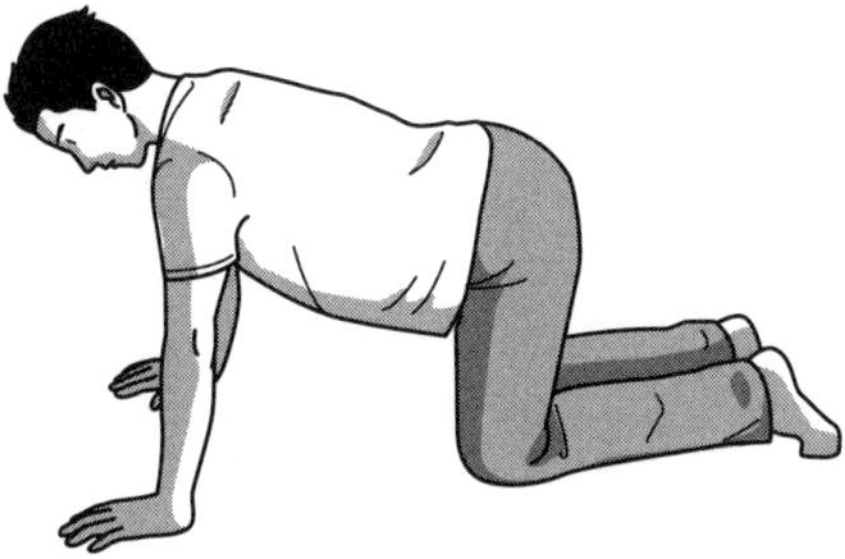

1. 両手の間隔を肩幅と同じくらいにして、四つん這いの姿勢になる。

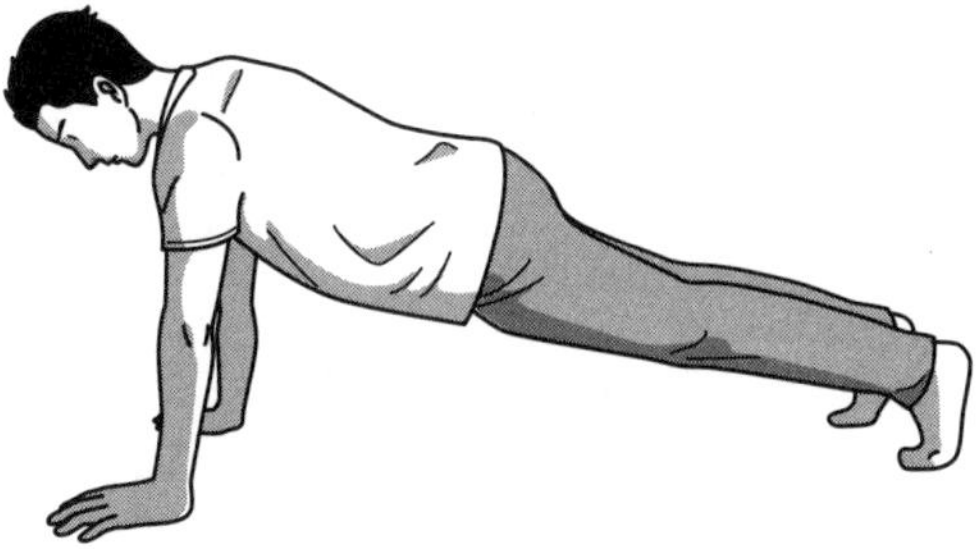

2. 腕立て伏せの姿勢をとる。このとき、頭の先からかかとまでが一直線に。胸が地面につくギリギリのところまで下げて、もとの位置に戻る（女性は膝をついて行ってもOK）。

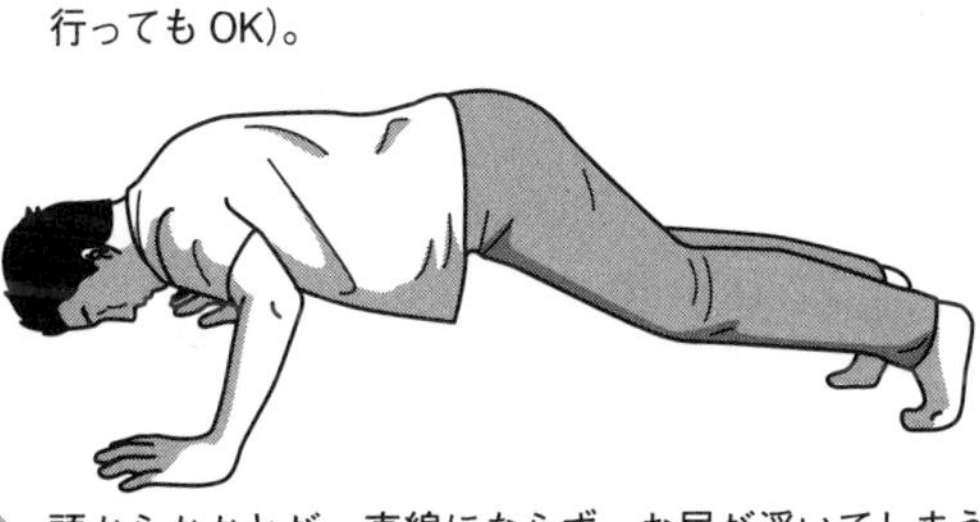

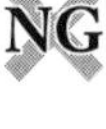

頭からかかとが一直線にならず、お尻が浮いてしまう、逆に下がって腰が反ってしまうのはどちらもNG。

6 スクワット

スクワット運動というと、足腰を鍛えるものというイメージがありますが、股関節、膝、お尻、腿の裏側など下半身の筋肉を総合的に鍛えるだけでなく、腹筋をはじめとする体幹の筋肉もしっかり使うエクササイズなのです。

さらに、ここで紹介する「オーバーヘッドスクワット」と呼ばれるスクワットは、オーバーヘッド（腕を上げる）にすることによって、肩甲骨まわりや脊柱起立筋群も刺激することができ、まさに全身運動となります。

正しい姿勢を保つ、歩行がスムーズになる効果だけでなく、美脚・美尻にも役立ちます。

やっているうちに股関節まわりが疲れてきたら、きいているサインです。腕を上げてやるのがつらい人、運動ビギナーの人は、慣れるまでは手を前にしてやってみてもかまいません。

レベルチェック

①股関節を軽く曲げるだけで3回以下。
②股関節を軽く曲げて5～10回できる。
③股関節を深く曲げて（腿が地面と平行）10回できる。
④股関節を深く曲げて15回できる。
⑤股関節を深く曲げて20回以上できる。

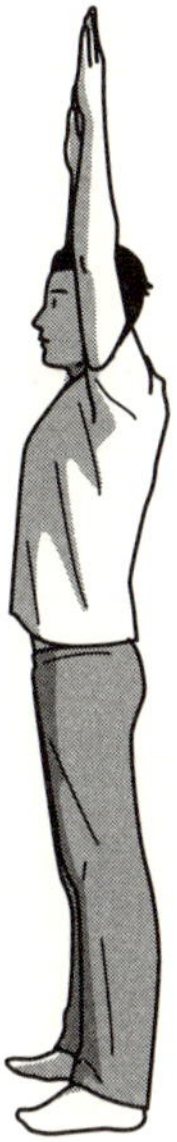

1. 足を肩幅と同じくらいに開き、足裏が地面をとらえるのを意識してしっかり立ち、両手を真上に上げる（耳のうしろで上げたまま維持）。このとき、肋骨が開きやすくなり、腹圧も抜けやすくなるので注意。

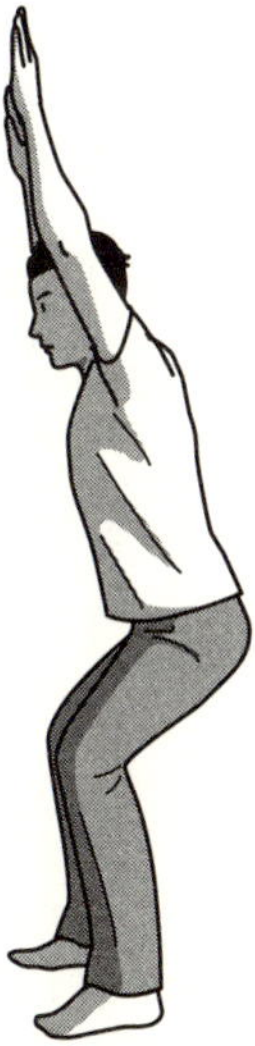

2. 1 の状態で、椅子に腰かけるイメージでゆっくり腰を落とす。膝はつま先よりも前に出ないようにする。腰を下ろすときは腿の裏のつけ根あたりにストレッチしている感覚で。立ち上がるときは、足の裏全体で地面を押すことをイメージするとよい。

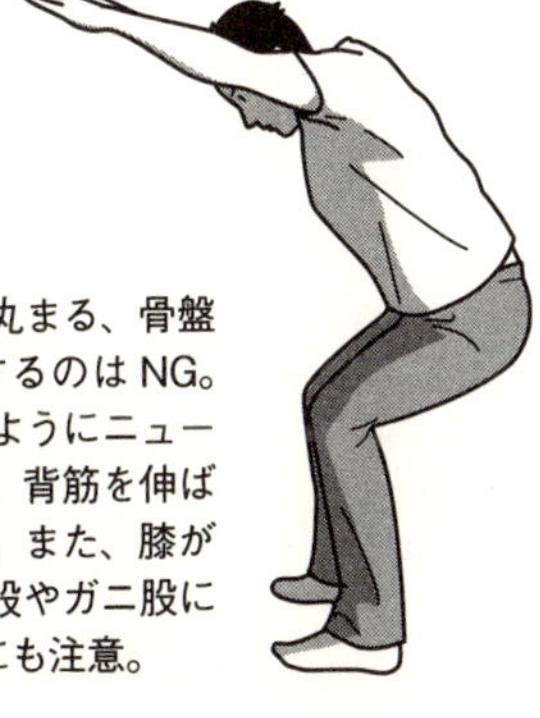

NG

腰を下ろすときに背中が丸まる、骨盤が後傾（腰が丸まる）するのはNG。骨盤は立ったときと同じようにニュートラルポジションを保つ。背筋を伸ばして行うことを意識する。また、膝が足先と同じ向きでなく内股やガニ股にならないようにすることにも注意。

7 背中のトレーニング①

背中の筋肉が弱い傾向にある日本人にとっては欠かせない、非常に重要なトレーニングをご紹介します。これは、筒状に丸めたタオルを背中の下に敷いて行います。

背中の筋肉を鍛えることにより、背骨を支える脊柱起立筋群が発達し、姿勢をまっすぐ維持するのがとても楽になります。また、体幹を鍛えることにもつながるので、体幹が安定して四肢の操作がしやすくなります。日常動作が楽になるだけでなく、美しいうしろ姿を手に入れることもできます。

レベルチェック

①腕がどこにも上がらない。②T、I、W、Yが3回できる。③T、I、W、Yが10回できる。④T、I、W、Yが10回×2セットできる。⑤T、I、W、Yが10回×3セットできる。

使用するもの

バスタオルを使ってトレーニングをサポートするアイテムを作りましょう。使い古したもののほうが適しています。大きめのバスタオルなら1枚、普通のサイズなら2枚が目安。折りたたんで丸めて、直径10〜15センチ、長さ30〜35センチの筒状にし、10回ほど紐できつくぐるぐる巻きにして結んでください。少し硬めの枕のような感じになります。

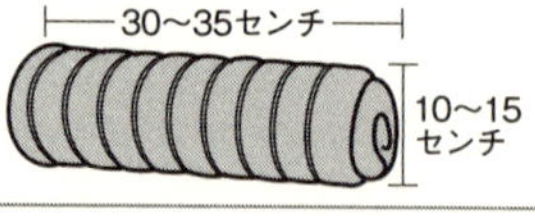

背中にあてる位置

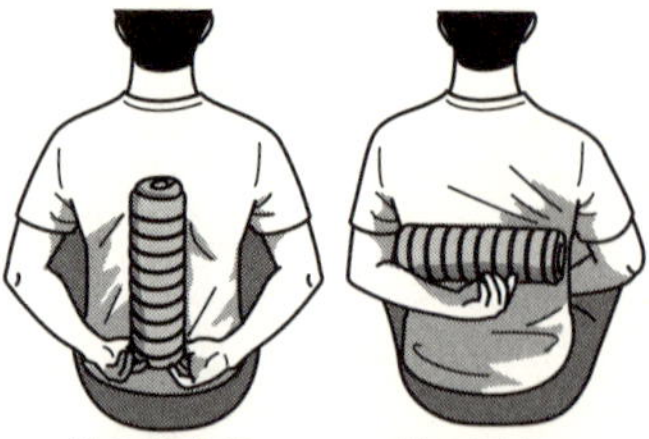

縦の場合は背骨部分

横の場合は肩甲骨の下あたり

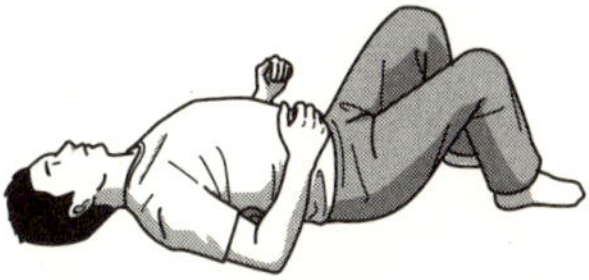

1. 横たわり、膝は折り曲げ足は肩幅くらいに開く。初めに、筒状にしたタオルを縦と横それぞれの状態で前後左右に動いて、肩甲骨まわりを動かす。この部位をほぐすと上半身のガチガチ感がとれて、肋骨がゆるみ、胸部が動いてくる。ある程度ほぐれてきたら、トレーニング開始。

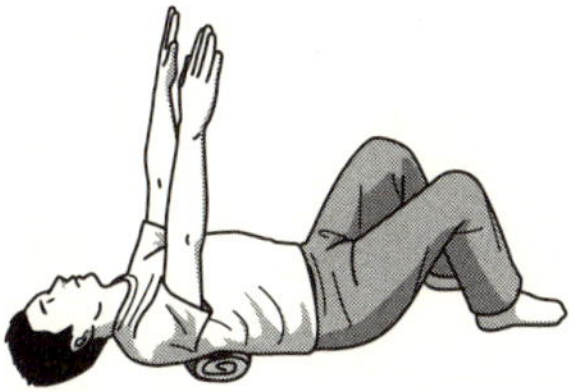

2. スタートポジション。タオルを横にして肩甲骨の下の位置に敷き、肩甲骨を下げる（お尻のほうに近づける）イメージで、タオルをしっかり押さえつける。その状態で腕をまっすぐ上げる。

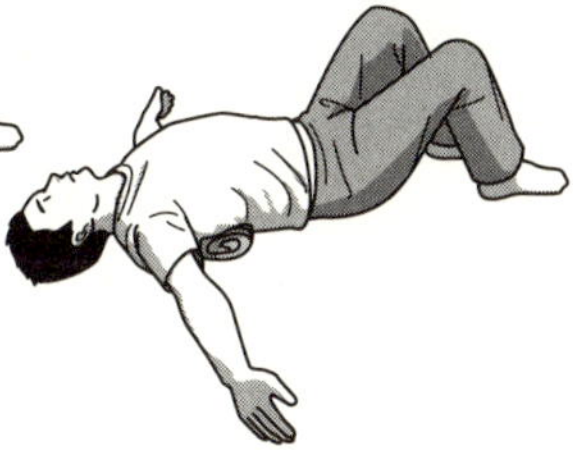

3. その背中を維持したまま、腕を横にして「**T**」の字になるようにする。

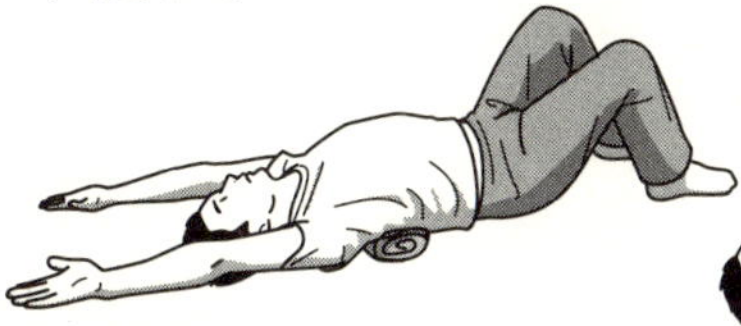

4. 次は腕をまっすぐ上にして「**I**」の字の形に。

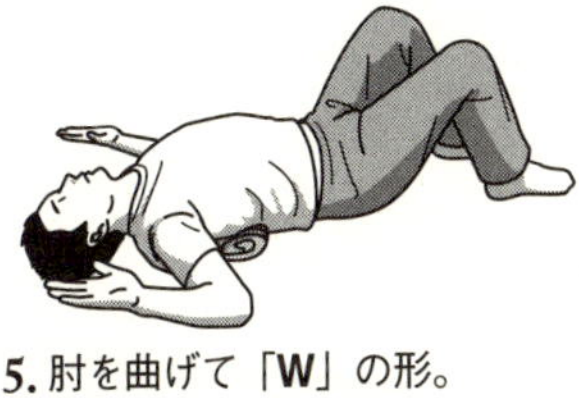

5. 肘を曲げて「**W**」の形。

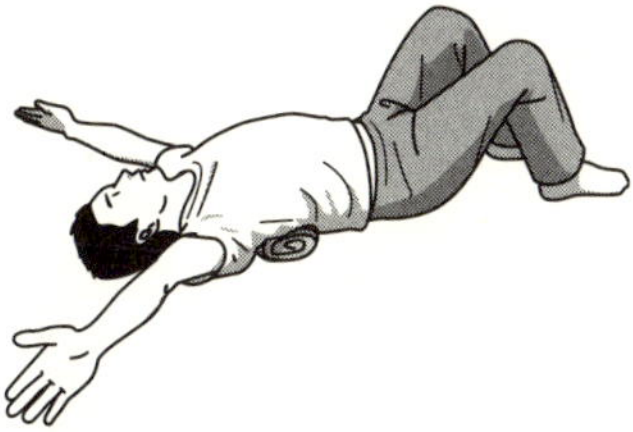

6. 最後は腕を斜めに伸ばして「**Y**」のような形に。

2の姿勢に戻し、再びT、I、W、Yをくり返す。
肩をすくめないように、首は長く伸ばしたままを保つ

NG 腕を動かすときに肋骨が開いたり腹圧が抜けたりするのはNG。

8 背中のトレーニング②

もうひとつの背中のトレーニングです。これは、一般的に背筋運動と呼ばれているものに、腕の動きを加えてアレンジしたものです。

このトレーニングも、脊柱起立筋群や僧帽筋、広背筋などを刺激するため、しっかりとした姿勢の維持のためには欠かせません。また、腕を動かすことによって肩のインナーマッスルも刺激できるので、肩こり改善にも有効です。

レベルチェック

①反り上がることができない。
②反り上がることができるが、足が浮かない。腕は3~5回ねじれる。
③反り上がって足を浮かせて、腕を10回ねじれる。
④反り上がって足を浮かせて、10回ねじるのを2セットできる。
⑤反り上がって足を浮かせて、10回ねじるのを3セットできる。

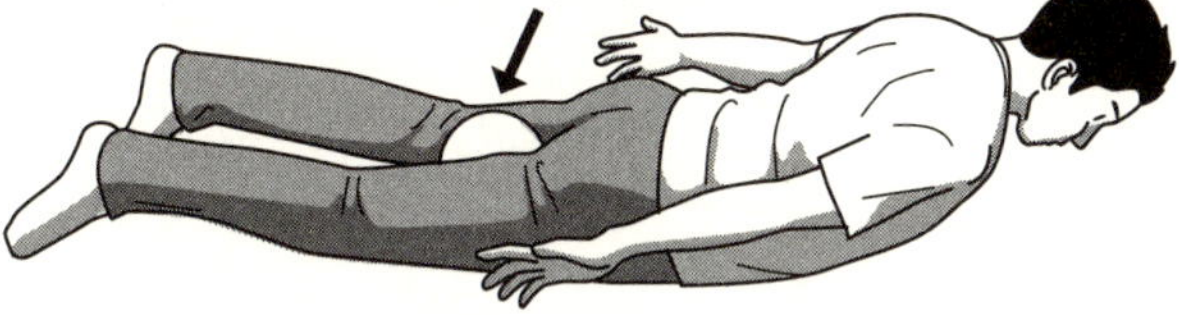
ボール（応用参照）

1. うつ伏せの状態になり、背中の筋力を使って反り上がる。足も少し浮かせ、手をハの字（30～45度）に広げる。

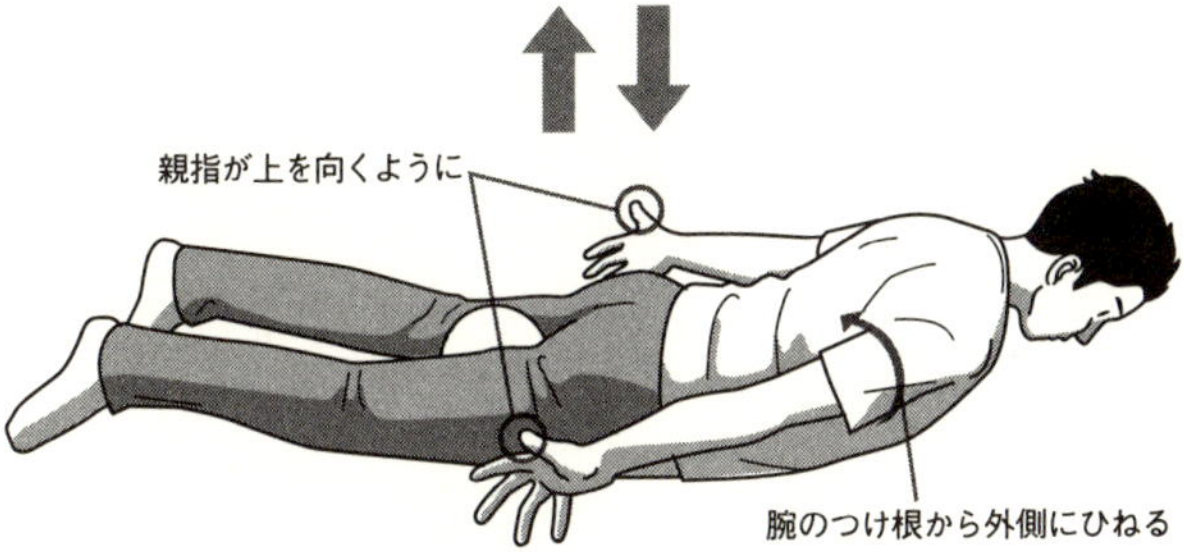
親指が上を向くように
腕のつけ根から外側にひねる

2. その状態で、肩甲骨を背骨に寄せるような意識で胸を張り、腕のつけ根から外側にひねる。このとき、親指が上を向くようにするとよい。これを何度かくり返す。

NG 肩がすくまないように注意。首を伸ばして目線は下に。

応用

小さいバランスボールやタオルなどを腿のあいだに挟んでやるとお尻に力が入るので、お尻のトレーニングにもなる。

以上、ロコモ対策のための８つの基礎トレーニングを紹介しました。

実際にやってみて、いかがだったでしょうか。

バランスよく鍛えるためには、一日各1回ずつ行うことが理想ではありますが、一日にひとつずつでもかまいません。苦手なところを強化するために、ひとつのトレーニングをくり返しやってもいいでしょう。

大切なのは、毎日行う習慣をつけることです。朝起きたときでも寝る前でもかまいません。覚えるのが大変な運動ではありませんので、いつでも思い立ったときに行ってみてください。

第七章　いくつになっても体は応えてくれる！

これまで、ロコモ予備軍になる可能性や、ロコモ予備軍にならないための対策について述べてきました。

最後の章では、実際に体を動かして人生が変わったという体験談や、トレーニングを継続させるコツ、アスレティックトレーナーとしてスポーツ業界に望むことなど、ロコモに関してみなさんにお伝えしておきたいことを、綴っていきたいと思います。

まず、少しでもみなさんにトレーニングのモチベーションを上げてもらうために、運動習慣を加えたことで人生が変わったという方を紹介します。

運動習慣でグリーンに復帰

これは、50代の女性の患者さんの話です。

ゴルフがとても好きな方で、ご主人が定年退職したら、余生は一緒にゴルフを楽しみましょうと、昔から夫婦で話をしていました。しかし、10年ほど前から股関節に痛みを抱え、医師からは股関節の骨が変形する「変形性股関節症」と告げられたのです。

年を重ねるごとに症状が悪化し、医師は痛み止めなどの対症療法を施してくれましたが、残念なことに常に痛みに悩まされる状態となり、大好きなゴルフをやる機会は徐々に少なくなっていきました。

「楽しみにしていたことができなくなっていき、主人も残念がっている」

嘆くその方に、第六章のと同様のトレーニングを、いくつか自宅で行うようにアドバイスしました。

もちろん最初はほとんどできず、ロコモといわざるをえない状況でした。しかし、ご主人の励ましもあり、治療院での治療と自宅でのトレーニングを根気よく続けられたのです。その結果、3ヵ月ほどで50代の標準レベルまでできるようになり、最終的には40代のレベルまで回復していきました。

骨の変形は改善できませんが、日常生活が変わっていきました。

「ゴルフはもう痛くてできないだろうな」と思っていたのが、トレーニングの結果がレベルアップしてくると、徐々に「打ちっ放しに行ってみようか」という気持ちになってきたそうです。

その後、少しずつ痛みがなくなり、お孫さんと一緒にハイキングに挑戦しました。それが自信になったようで、打ちっ放しでゴルフの練習を再開。その数ヵ月後、ついにご主人とゴルフに出かけたそうです。

スコアは130手前くらいということですが、股関節が痛くて運動ができなかった人が、楽しくラウンドできるようになったというだけでも、すごく大きな進歩だと思います。以前お会いしたときは「スコアが130を超えたらやめるわ」と笑いながら話をしていましたが、結局今でもゴルフを楽しんでいるようです。このままトレーニングを継続すれば、おそらくスコアも少しずつよくなって、さらにゴルフが楽しくなるのではないでしょうか。

この患者さんの場合は、股関節の変形が「完治した」というわけではありません。股関節の機能をサポートする周辺の筋力が向上したことで、安定すべきコアの機能をしっかり働かせられるようになり、股関節を上手に操れるようになったのです。また、全身の筋力もアップしたので、股関節にかかる負担が軽減されたとも考えられます。これは、毎日根気よく続けたトレーニングの賜物といっていいでしょう。

ご主人と楽しくラウンドしている様子を聞くと、私としても非常に嬉しく思います。実は、誰よりも回復を喜んでいたのはご主人だったそうです。運動習慣をとり入れることが、こんなにも人生を左右するものなのだなと、改めて実感できたエピソードでした。

テニスやゴルフなど、年齢を重ねても楽しめるスポーツはいろいろあります。でも、「昔ほど上手にできなくなった」「膝が痛くなって思うように動けなくなった」といった理由でやめてしまうケースが少なくないようです。

腰痛に関していえば、40代から60代の約４割が悩みをもっているといいます（２０１３年、厚生労働省調査）。そのような理由で趣味のスポーツをやめてしまうことが、ロコモを招いてしまう引き金にもなります。

昔ほど動けなくなった人、痛みが出てしまった人も、体の使い方を少し見直すだけで、もとの動きがとり戻せるようになります。年齢や性別に関係なく自分の体と向き合って、どこが悪かったから故障したのか、動けなくなったのかを理解することが必要です。そして、定期的な体のメンテナンスとトレーニングにとり組んでみてください。

ランニングフォームも変わった

現在、趣味でスポーツを楽しんでいて、もっとうまくなりたいという人にも、本書のトレーニングは有効です。

これは、私の親戚の女性の話です。

彼女はもともと運動習慣があったわけではないのですが、ランニングブームもあってか、数年前からランニングをライフワークのひとつにしています。フィットネスクラブで始まった運動習慣ですが、友人の誘いで大会にエントリーするようになりました。

そんな彼女から、「10キロ以上走ると膝が痛くなり、階段を上るだけでも痛くなってきた」という相談を受けました。そこで、ランニングフォームなどの動きや痛みのチェックと体の状態を診たところ、まず骨盤が安定していないことがわかりました。

骨盤が安定していないと、走行中に腰がだんだん下がってきてしまいます。当然、膝に負担がかかります。彼女は、特に膝が内側に入るようなランニングフォームの癖があり、脚がねじれたままで走っていました。その結果、特定の筋肉に負担がかかりすぎて痛みを生じ、走ることができなくなってしまったのです。

これは彼女にかぎった話ではなく、非常によくあるケースです。実際、「○キロ以上がどうしても走れない」という人は、体をうまくコントロールできないまま、時間や距離だけを追い求めている場合が多いです。

このようなケースでは、運動器の疾患があるわけではないので、病院に行っても異常なしの結果が出るだけで、なにかの処置をしてもらえることはありません。

彼女には、まず問題のある部位を施術で整えてから、今までの体の状態を説明し、正しく動かすトレーニングのコツを指導しました。

するると、しばらくして「まわりの友人から『ランニングのフォームが変わったね』といわれた」と連絡がありました。本人はフォームを変えたという自覚はないそうですが、骨盤が安定するようになって股関節や膝の使い方が変わり、フォームが自然と改善されたのです。次第に「前よりも楽に走れるようになった」「タイムがよくなった」と実感するようになったといいます。

もし、彼女がトレーニングをとり入れずに無理してランニングを続けていたら、いずれ股関節や腰に痛みが出るようになり、そのままモチベーションが下がって、せっかく趣味として楽しんでいたランニングもいずれやめることになっていたでしょう。運動習慣もなくなり、筋肉の衰えを引き起こしていたかもしれません。いずれにしても、トレーニングという手段がロコモ予備軍になることを回避してくれたということです。

ほかにも、日帰り登山が趣味だったのですが、膝を痛めて登れなくなった男性がいました。でも、今では泊まりがけの登山に楽々行けるようになったそうです。

その方は60代です。年齢を重ねても、トレーニングをとり入れることによって体をレベルアップすることができるのです。レベルアップすれば当然楽しくなるので、トレーニングも山登りもモチベーションがどんどん上がります。

スポーツやアウトドアを趣味にしている人で、トレーニングをとり入れてさらに楽しめるようになったケースは枚挙にいとまがありません。

プロも必ず基礎トレに返る

アスリートにも、本書で紹介したのと同様のトレーニングを指導しているということは、これまでも述べてきました。もちろん、アスリートにはそれ以外にも多くのメニューを指導しています。が、もっとも基礎となるトレーニングメニューは、紹介したものと変わりません。

一般の方は日常生活の動作の向上のためにトレーニングを行い、アスリートはパフォーマンス向上のために行います。どちらも動きの原点は一緒だというのが私の考え方です。

みなさんは、もし体のどこかに違和感があって「歩くのがしんどいな」と思ったとしても、しんどいのを我慢すれば歩けるという状況であれば、本当に歩けなくなるまでは危機感をもたないと思います。しかし、アスリートは少しでも違和感があれば、すぐに修正作業に入らなくてはなりません。そうしないと選手生命を脅かされることになるからです。その際にもっとも役立つのが、紹介したような基礎トレーニングです。

アスリートが「今まで調子がよかったのに、なぜできなくなったんだろう」「いつもの練習をしても調子が上がらないのはなぜだろう」と考えたとき、必ず確認しなくてはいけないのが体幹です。

呼吸はしっかりできているか、ちゃんとお腹に圧力がかかっているか、骨盤の位置はニュートラルポジションから外れていないかを確認し、もしそれができていなければ、みなさんと同じように一から動きの基礎をチェックしていきます。体幹を安定させて、常に四肢を上手に操れるようなトレーニングをとり入れます。

私たちトレーナーは、その際に、チェックしたりヒントを与えたりするようなお手伝いの役割を担っています。アスリートが「どこかピンと来ない」「なにかおかしい」と思ったとき、専門的な知識をもった私たちが体のメンテナンス（マッサージなど）でわかったことを伝えたり、動きを見たりして、トレーニングを指導するのです。

しかし、天才と呼ばれるようなトップアスリートのなかには、このような修正作業が自分でできてしまう人もいます。私がコンディショニングを担当していた世界陸上メダリストの為末大さんは、自分の身体感覚と実際の体の状態を常にチェックしていました。

私が彼の体を触ったあと、「今はここが○○な感じで張っている」「いつもより○○が違う」などといった情報提供をすると、その情報をもとに、彼自身がトレーニングメニューや戦略を立てていたのです。

一般の方でも、運動やトレーニングをやっていくうちに正しい感覚が身につきます。ただ、知識や経験がないと自己判断が裏目に出ることもあります。おかしいなと思ったときは、一度専門家に見てもらったうえで修正作業に入るのがいいでしょう。

アスリートが体験する「ゾーン」

アスリートと一般の方の一番の違いは、体に対する意識の高さです。

アスリートはスポーツを本業としているわけですから、当然ながら自分の体といつでも真剣に向き合わなくてはいけません。

しかし、アスリートでない人も、その体を使って生きているわけですから、同じくらい高い意識をもって、自らの体と向き合ってもよいのではないかと私は思います。特にロコモに関しては、身体意識が高ければ高いほどより予防ができるといえます。

スポーツが好きな人であれば、「ZONE《ゾーン》」という言葉を聞いたことがあるかと思います。これは、競技レベルに関係なく、真摯に体と向き合い一所懸命競技にとり組んでいる選手たちが体験するできごとのひとつです。「頭で考えずに最高の力が不思議と発揮できた」という、理屈では説明できない状況、つまり、無意識のなかで最高のパフォーマンスが起こる領域のことです。

この「無意識」というのが、実は大きなポイントです。いくらトレーニングをやって日常生活に役立てましょうといっても、〝日常〟での動作ですから、常に意識し続けるというのは物理的に不可能です。そんなことを意識していては快適な生活を送ることができません。頭で考えなくても機能的に体を使うことができるというのが、もっとも理想とするところです。地道な努力というと悲愴感が漂いますが、つまりは習慣化してしまうといいのです。

それでは、無意識に体をうまく使えるようになるためのステップを紹介します。

①まず、自分の体の状態を「理解」することです。なぜ自分の体が衰えてしまったのか、なぜ姿勢が悪くなってしまったのかなど、その理由をしっかり理解するようにしてください。これには専門知識をもった人の助けがあるといいでしょう。

②体の状態を改善するように「意識」してみてください。無意識とは矛盾するように聞こえますが、意識するプロセスがないと改善することはできません。「エレベーター」ではなく

階段を使ってみよう」「手すりにつかまらないようにしてみよう」といった日常でも簡単にトライできることから意識してみましょう。

③実際に運動やトレーニング、スポーツを行って、体を思いどおりに「操作」できるようになることを目指しましょう。トレーニングを正しく行っていれば、誰でも自然とできるようになります。

④これがもっとも大事なのですが、意識や操作を「継続」して「習慣」に定着させます。習慣にすることによって体が正しい状態を自然と覚えていくので、最終的には無意識でも体を操ることができるようになります。それが、一般の方にとっての抗ロコモであり、自然な動きが自然にできる「ＺＯＮＥ」なのだと思います。

「継続」と「習慣化」のポイント

「継続」と「習慣化」は非常に大切なポイントですので、もう少し深く掘り下げていきましょう。最後は、地道な努力しかないということですが、この継続というのが、多くの人にとって一番の課題となる難所です。

残念なことに、運動はどうしてもやり溜めすることができません。せっかく運動を続けても、1週間でやめてしまえばすぐにもとに戻ります。頭ではわかっていても、継続するのは本当に難しいことです。

継続のコツは、効果が出てきてワクワクする感覚を常に味わうこと、そうなれる状況を作り出すことです。そのためには、マンネリ化しない程度に負荷を高めていくということもひとつのポイントです。ランニングが日課ならマラソンのレースにエントリーしたり、友人と一緒に新しいことにチャレンジすることなども手だと思います。

私がアスリートに指導するときは、飽きさせないために常に新しい課題を与えるようにしています。さらに、一番大事にしているのは、この運動はなににつながるのか明確に伝えることです。この努力をすればなにができるようになるのか、目標をしっかり決め、意識してもらうのです。

特に、本書にあるような基礎的なトレーニングは非常に地味ですから、いくら意識の高いトップアスリートでも、毎日やっていれば当然飽きてしまいます。それを解決してくれるのが、新しい課題なのです。

課題だけでは……という飽きっぽいタイプの人は、同じことをルーティンのようにくり返すのではなく、ときには種目を変えてみたり、負荷を変えてみたりして、いろいろとアレンジしてみるのもいいでしょう。逆に毎日同じものを続けたほうがシンプルでやりやすいという人は、そのようにやっていただいてかまいません。本書のトレーニングについては、やり方に厳しいルールを設けなくても大丈夫です。

また、これはメンタル的なことになりますが、トレーニングで出た効果を日常生活や趣味に活かすイメージをできるだけもつようにしてください。先ほどのゴルフが趣味の患者さんは、股関節が治ってラウンドする自分をいつも想像してトレーニングに励んでいたようです。

明確な目標は、トレーニングを継続しようとするとき、とても強い味方になります。山登りが趣味の人は、登りたい山の写真を部屋に飾っておくのもいいでしょう。サーフィンが趣味であれば、サーフボードをそばに置いてトレーニングするのもいいかもしれません。トレーニングをして体がもとの状態に戻れば、また趣味を楽しむ自分に出会えるのです。そう思えばモチベーションも上がりますし、気持ちも明るくなります。

アスリートもそうですが、最終的には精神力が大きな味方になってくれます。運動をしなきゃいけない、という考え方ではなく、楽しく生活するために楽しく体を動かすという気持ちでとり組んでもらえればと思います。

運動したくなる「ながら」のコツ

私自身も、できるだけ家でエクササイズやストレッチを行うようにしています。正直なところ、忙しく過ごしていると必ず毎日というわけにはいきませんが、体がなまらない程度に行うように心掛けています。

とはいえ、スポーツウェアに着替えてマットを敷いて、汗をたくさんかくようなハードな運動をやっているわけではありません。食事のあと、お風呂から出たあとなどのリラックスタイムを利用して、テレビを観ながら体を動かす程度です。

一般的には、「ながら」はいけないとよくいわれますが、私は「ながら」こそが継続するためのコツだと思っています。

小さい子どもを見ているとわかりますが、子どもは「ながら」ができません。歯磨きをしながらテレビを観ると、テレビのほうにすべての意識が行ってしまい、歯磨きをしている手が止まってしまいます。着替えていても、テレビでなにか面白いことをいっていると、着替えの手が止まってしまいます。小さいうちは、ふたつのことに同時に集中して行動することがまだできないのです。

それが7歳くらいになると、同時にふたつのことがこなせるようになります。テレビを観ながらでも歯磨きの手は止まらなくなりますし、着替えをしながらテレビを観て笑うこともできます。7歳どころか、ロコモを心配する世代であれば、ながら運動でも十分効果は期待できます。

ただし、ながら運動をするときには注意点があります。自分の体と向き合う「身体感覚」だけは意識し続けることです。大事なポイントを頭の片隅に置いてできるようになったら、ながらOKのサインです。これが難しい方は、トレーニングのやり方を体で覚えるまでは、ながらトレーニングはやらないでください。トレーニング中にどんなことに気をつければいいか、そのコツをつかむまではきちんと集中してやりましょう。

改めてトレーニングの時間をつくるというのは、簡単なようでわりと面倒なものです。面倒なものを継続するのは、やはり難しいでしょう。たとえば「今日は9時からドラマがあるから、それを観ながら体を動かしてみよう」「好きなクイズ番組を観ながら片脚バランスをやってみよう」となれば、少しハードルが下がりませんか?

実際、私もそんな気軽な感じでとり組んでいます。でも、そのおかげで今ではきちんと習慣化できています。あまりストイックになりすぎないというのも、継続のコツといえるのかもしれません。

パーフェクトプラクティス効果

継続についてお話ししてきましたので、今度は効果アップの方法についてお伝えしたいと思います。

みなさんは、「パーフェクトプラクティス」という言葉を聞いたことがありますか。

通常、トレーニングを行うときは、10回を1セットと考えます。本書で紹介したトレーニングにも、10回を1セット、2セット、3セットとレベルを上げている種目があります。

パーフェクトプラクティスでは、「1回を10セット」と考えます。つまり、完成度の高い（パーフェクトに近い）1回を10セット行う練習をするということです。実際、やる回数は10回を1セットと変わりませんが、一回一回の完成度を高くする（パーフェクトに近くする）意識を常にもちましょうということです。

ただ、1セットを10回といっても、セットのあいだに当然休憩はありません。あくまで継続して10回行います。

少し言葉遊びのような気もしますが、この考え方をとり入れて効果を上げている人は、私の患者さんのなかにもたくさんいます。

スクワットや腕立て伏せなどのトレーニングを、普通に10回を1セットと考えて行うと、後半に向けてだんだんしんどくなってきて、フォームが崩れたり、力が入らなかったりすることがあります。腹圧が抜けてしまったり、肋骨が開いてしまったりすると、途端にトレーニング効果は薄れてしまいます。パーフェクトプラクティスは、このような無駄を省いて1回の動きを最後までしっかり効果的に行いましょうという考え方です。

バランス系のトレーニング（片脚バランスやカーフレイズなど）においては、1回目はできなくて4回目くらいからバランスがとれてくるというケースもあります。その場合、実際に効いているのは4回目からで、1回目から3回目はあまり効果がないということになってしまいます。パーフェクトプラクティスの考えをもつと、1回目から効果的にやってみようという意識になります。

これはあくまで考え方の変換ですから、このほうが効果が上がりそうだな、と思った人はぜひとり入れてみてください。

普通に10回を1セットと考えたほうがやる気が出る人は、そのままでもかまいません。自分なりにもっとも効果が出やすい方法を見つけてみてください。効果が出るとモチベーションもアップして、それが継続にもつながります。

抗ロコモに貢献できる業界とは

直接一般の読者のみなさんにあまり関係がないかもしれませんが、日本人が少しでも長い時間健康に生きるためにはどうしたらいいか、社会的な視点で述べたいと思います。

第一章で私は、ロコモに対する医療業界のとり組みがまだこれからという話をしました。ではどんな解決策があるかといえば、ロコモの予防やロコモ予備軍にならないための対策においては、医療の現場よりもフィットネス業界が助けになるのではないかと思っています。というのも、ロコモ対策のためには、治療やマッサージなどといった受け身的なものではなく、お隣の国中国の朝の光景として有名な太極拳の習慣のように、一人一人が予防医療の観点をもち、正しい運動を習慣づけることが一番いいからです。

しかし、現在のフィットネス業界では、どちらかというとダイエットやシェイプアップが目的のトレーニングがメインで、体を支える筋肉を強化したり、体を効率よく動かしたりするためのトレーニングはあまり重視されていません。そのようなトレーニングを指導できるトレーナーも、そこまで多くはいないように思います。

今後フィットネス業界がロコモ予防に貢献するためには、トレーナー自身もロコモが進んでいるという世の中の現状をよく理解し、ダイエット、シェイプアップだけではない、人間のもっている機能や特徴を見抜く力を習得していってほしいものです。

また、私もそうですが、ロコモ対策のために行う地味なトレーニングを継続してもらえるよう、モチベーションをアップさせる方法も学んでいかなければなりません。「年ですから仕方ないですよ」というようなトレーナーではなく、きちんと原因を究明でき、それに見合ったトレーニングを指導できるトレーナーでなくてはなりません。そのためには体の状態を的確に評価し、適切な運動処方をすることが求められます。

その他、経済的な課題もあります。

ロコモ予防のためにトレーナーの指導を受けたいと思っている人がいたとしても、マンツーマンでトレーニング指導を継続的に受けるとなると、それなりに費用がかかってしまいます。システムにもよりますが、通常パーソナルトレーニングの価格は1時間で安くても5000円程度です。週に1回通うだけでも、月額にすれば2万〜3万円になります。モチベーションがいくら高くても、それでは経済的に継続できないという問題が出てきてしまいます。

理想としては、自治体やスポーツ団体などが率先してスクールやレッスンを提供し、安い価格帯でロコモ対策のトレーニングを一般向けに教えるようなシステムができるのが一番です。すでにこういった活動を行っている組織ももしかしたらあるかもしれませんが、まだ浸透していません。もしくは、トレーニングという切り口でなくてもいいので、一般の方がもう少し気楽にスポーツにとり組めるサークルのようなものがもっと発達すればいいなと個人的には思います。

この本をお読みになっているのは、フィットネス業界で活躍するトレーナーの方も少なくないと思います。極論かもしれませんが、今後さらに進行するロコモの流れを食い止めることができるのは、フィットネス業界なのではないでしょうか。日本人が元気で長生きすることに、われわれが貢献できるかもしれないのです。ですから、知識のあるトレーナーのみなさんは積極的に力を貸してあげてほしいと思います。大事なことは、日常生活にロコモ対策をとり入れることです。

もちろん、私自身も今後チャンスがあればどんどん積極的に活動していきたいと思います。また、トレーナーに対してロコモ対策ができるよう指導していくことも、同時に進めていくつもりです。

おわりに——正しい刺激を与えれば20歳くらいは若返る

最後まで読んでいただきどうもありがとうございます。

再度、トレーナーである私からお伝えしたいのは、年齢を重ねても正しい刺激を与えてあげれば、体の衰えには抗《あらが》えるということです。そして、衰えるどころか、今よりも元気に動き続けることも可能だということです。

60歳を超えるとさすがに20代のときと同じようにはいきませんが、筋力や体力を50代、40代くらいのレベルまで復活させることは十分可能です。運動習慣をとり入れること自体が、内側からのアンチエイジングになるのです。

現代は医療がこれだけ進んでいますので、一昔前よりもさらに長生きできるようになりました。これまで治らなかった病気も治るようになり、内科的な健康寿命は長くなることが予想されます。

ところが、運動器に着目してみると、それとはまったく逆の現象が起きています。世の中はますます便利になり、人間が体を使わなくてもすむようになってきています。このような状況だと、運動機能は退化していくばかりです。積極的に努力しないかぎり、運動器の健康寿命はどんどん短くなってしまいます。

極端にいえば、運動器が弱って寝たきりになったけれど、医療のおかげで内臓だけは元気、「歩けないしトイレも自分一人では行けないけれど、食欲だけは旺盛」といった高齢者がどんどん増えることになってしまいます。みなさんは、そんな状況に陥りたいでしょうか。もちろん、答えはノーのはずです。

このような事態を避けるためにも、運動習慣をとり入れることをぜひ前向きに考えていただければと思います。私自身も、本書を執筆するにあたり、「腹圧」を上げる動作をもう一度見直したり、試しにトレーニングをやってみたりするあいだに、体がすっかり変化しました。ほんの3ヵ月ほどですが、無意識に腹圧が上げられるようになったので、日常生活の動作がものすごく楽になったのです。

また、ジムに行ってハードなトレーニングをしたわけでもないのに、いつのまにかお腹まわりもずいぶんすっきりして、以前は指でつまめたお肉もどこかに消えてしまいました。まわりからも、「痩せましたね」「体が締まりましたね」「姿勢がよくなりましたね」とよくいわれ、嬉しいかぎりです。

トレーニング習慣をとり入れていると、怪我をしたりしても治りがスムーズです。私の母は以前からジムで定期的にトレーニングをしています。先日、膝のお皿を骨折したときも、年齢（60代）のわりにはすぐに回復しました。基礎体力と地道な運動のおかげです。体づくりは、とり組めばとり組むほど、みなさんの力強い味方になってくれるのです。

「便利」をやめるのは、勇気のいることかもしれません。しかし、これからの人生をより元気に過ごしていくためにも、今すぐに日頃の行動を見直してもらえればと思います。

みなさんがこれをきっかけにロコモと縁のない人生を歩めることを、著者として心から願っています。この本を最後まで読んでいただいたことに感謝いたします。ありがとうございました。

２０１３年６月

曽我武史

曽我武史

日本体育協会公認アスレティックトレーナー。JOC強化スタッフトレーナー（陸上競技）。鍼灸師。TKC BODY DESIGN代表。

1971年に生まれる。日本体育大学体育学部健康学科卒業後、日本鍼灸理療専門学校で学び、1998年からアジア大会、世界陸上、オリンピックなどで代表チームトレーナーとして活躍。2000年、単身渡米しトレーナー経験を積む。2001年、ミズノ（株）専属トレーナーに。室伏広治や末續慎吾らが所属（当時ほぼ全員が日本代表選手）。2007年よりフリー。世界陸上銅メダリスト為末大が引退するまで専属トレーナーを務める。現在は、鍼灸マッサージ治療院を拠点に、トップアスリートから一般まで、根本からの症状改善治療（再発防止、機能改善ほか）にあたる。

監修書には『ひとりでうまく巻けるテーピング・メソッド』（高橋書店）などがある。

講談社+α《プラスアルファ》新書 624-1 B

運動《うんどう》しても自己流《じこりゅう》が一番《いちばん》危《あぶ》ない
正しい「抗ロコモ」習慣のすすめ

曽我武史《そがたけし》

2013年7月22日第1刷発行

発行者──── 鈴木 哲
発行所──── 株式会社 講談社
東京都文京区音羽2-12-21 〒112-8001
電話 出版部(03)5395-3532
販売部(03)5395-5817
業務部(03)5395-3615

写真(著者近影)── 榎本壯三
デザイン──── 鈴木成一デザイン室
制作協力──── クラウドブックス株式会社 鈴木収春
取材・構成──── 岡田真理
カバー印刷──── 共同印刷株式会社
印刷──── 慶昌堂印刷株式会社
製本──── 株式会社若林製本工場
本文図版制作──── 朝日メディアインターナショナル株式会社

定価はカバーに表示してあります。

落丁本・乱丁本は購入書店名を明記のうえ、小社業務部あてにお送りください。

送料は小社負担にてお取り替えします。

なお、この本の内容についてのお問い合わせは生活文化第三出版部あてにお願いいたします。

Printed in Japan
ISBN978-4-06-272811-9

講談社＋α新書

水をたくさん飲めば、ボケは寄りつかない
竹内孝仁
認知症の正体は脱水だった！ 一日1500cc の水分摂取こそ、認知症の最大の予防策
838円 622-1 B

新聞では書かない、ミャンマーに世界が押し寄せる30の理由
松下英樹
日本と絆の深いラストフロンティア・ミャンマーが気になるビジネスパーソン必読の書！
838円 623-1 C

運動しても自己流が一番危ない 正しい「抗ロコモ」習慣のすすめ
曽我武史
陸上競技五輪トレーナーが教える、効果最大にするコツと一生続けられる抗ロコモ運動法
838円 624-1 B

スマホ中毒症 「21世紀のアヘン」から身を守る21の方法
志村史夫
スマホ依存は、思考力を退化させる！ 少欲知足の生活で、人間力を復活させるための生活術
838円 625-1 C

表示価格はすべて本体価格（税別）です。本体価格は変更することがあります